中医正骨疗伤法

叶青合 ◎ 主编

YNK 云南科技出版社

·昆明·

图书在版编目（CIP）数据

中医正骨疗伤法 / 叶青合主编. -- 昆明：云南科
技出版社, 2025. -- ISBN 978-7-5587-6275-8

Ⅰ. R274.2

中国国家版本馆CIP数据核字第2025ZR9182号

中医正骨疗伤法

ZHONGYI ZHENGGU LIAOSHANGFA

叶青合　主编

责任编辑：赵敏杰

特约编辑：郁海彤

封面设计：李东杰

责任校对：孙玮贤

责任印制：蒋丽芬

书　　号：ISBN 978-7-5587-6275-8

印　　刷：三河市南阳印刷有限公司

开　　本：710mm×1000mm　1/16

印　　张：10

字　　数：100千字

版　　次：2025年4月第1版

印　　次：2025年4月第1次印刷

定　　价：59.00元

出版发行：云南科技出版社

地　　址：昆明市环城西路609号

电　　话：0871-64192481

中医正骨疗伤法历史悠久，早在唐代的《理伤续断方》中，就详细介绍了揣、摸、拔伸等正骨手法。这一传统疗法在医学文献中有着清晰的记载，为后世的医学实践和理论研究提供了深刻的启示。

到了清代，《医宗金鉴》对前人的正骨经验进行了总结，提出了摸、接、端、提、推、拿、按、摩八法，被称为"正骨八法"。在这些古代的文献资料中，对于中医正骨的历史和技法都有着十分详细的描述。

中医正骨疗伤法深根于对骨骼和关节的深入理解，以及对人体生理和病理过程的深入认识，它因直接、有效和无创等特点广受患者欢迎，因此得以流传至今。这种深度的医学理念和实践方法，不仅为骨骼相关问题的治疗提供了独特且有效的手段，也反映了中医学对人体整体健康的全面关注和独特见解。

中医正骨疗伤法通过巧妙的手法，完成对患者骨骼的准确复位，使其恢复正常的位置和形态。在实施治疗的过程中，医生会根据患者的具体情况，运用适当的手法技巧，以达到有效的复位效果。此外，功能锻炼则可以帮助患者恢复关节活动度和肌肉力量，预防并发症的发生，提高患者的生活质量，促进患者骨骼和肌肉系统的平衡发展。

如今，随着现代医学的不断发展和中西医学的巧妙融合，中医正骨疗伤法也在不断地发展和创新。越来越多的医疗专业人士和患者认识到了中医正骨疗伤法的卓越优势和重要价值，并将其作为治疗骨骼和关节问题的主要选择之一。这种趋势反映了人们对传统医学的持续重视，也展现了中医正骨疗伤法在现代医疗体系中的日益重要地位。

本书根据作者多年的临床经验，精心选取了常见的骨伤疾病以及常用的正骨疗伤法，将其进行了详尽、系统地编写。为了更好地呈现内容，书中特配有大量插图，丰富了书籍的表现形式，也提供了对疾病和治疗方法的生动演示，为读者提供一种全面、直观且易于理解的学习体验，使其能更好地应用所学知识于实际临床实践中。

由于著者水平有限，难免存在不足之处，恳请读者提出宝贵的建议和意见。我们衷心地希望此书的出版能够为中医正骨手法的推广起到积极的促进作用，能为老百姓的骨骼健康尽以绵薄之力。

目 录

第二章　下肢骨折

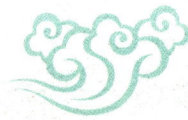

第一章 ▶ 上肢骨折

◎ 锁骨骨折

【疾病概述】

锁骨骨折又叫缺盆骨骨折、锁子骨断伤等。锁骨位于第 1 肋骨之前，并在此处有臂丛神经和锁骨下动脉、静脉经过。锁骨呈现出"⌒"的形状，内侧 2/3 处向前凸出（凸向腹侧），附着有胸锁乳突肌和胸大肌；外侧 1/3 处向后凸出（凸向背侧），附着有三角肌和斜方肌。观察锁骨的横断面，内侧 1/3 处呈现为三角形，而中段 1/3 处为类椭圆形，外侧 1/3 处截面为扁平状，在内、外两端移行交接处，骨直径最小，是锁骨的薄弱点，由于缺乏韧带和肌肉的附着加固，所以中段 1/3 处很容易发生骨折。锁骨骨折可以发生于各个年龄段，但最常见于儿童和青壮年，其中以儿童最为多见。

【病因病机】

直接暴力和间接暴力都可能会导致锁骨骨折，但大多锁骨骨折主要是由间接暴力导致的。暴力作用大小、方向不同，骨折发生的位置也会有所不同，可能会发生在外侧、中段和内侧。其中，锁骨中段骨折最为常见。锁骨中段骨折又分为横断、斜形、粉碎性三种。骨折之后，受胸锁乳突肌的牵拉，近折端可向上、后移位，远折端会由于上肢的重力作用和三角肌的牵拉，导致骨折端向前、下移位，而且会出现重叠移位。

【临床表现】

有外伤病史的患者，表情痛苦，头会偏向受伤的一侧，以缓解胸锁乳突肌的牵拉痛，并且会用健侧手托住受伤的侧前臂和肘部，进而减少伤肢的重力牵拉导致的骨折移位疼痛。

骨折后会出现局部疼痛、肿胀，锁骨上、下窝变浅或消失，甚至会出现皮下瘀斑，骨折的地方异常隆起，活动受限。

由于锁骨位于皮下，所以检查骨折处会出现明显的压痛感，以及局部肌肉痉挛。完全骨折的患者能摸到皮下移位的骨折端，活动受限，并且有骨擦音；没有完全移位的患者，局部有异常隆起。幼儿患者因为缺乏自诉能力，锁骨部皮下脂肪丰满，不容易触摸到，畸形一般不严重，特别是青枝骨折，临床症状不明显，易贻误诊断，但活动患肢或压迫锁骨时，如在穿衣、上提其手或从腋下托起的时候，患儿会因疼痛加重而啼哭。

合并臂丛神经损伤的患者患肢麻木，感觉及反射都会减弱，同时会出现相应的神经损伤症状。

合并锁骨下血管损伤的患者，患肢血液循环出现障碍，桡动脉搏动减弱或消失。

【诊断鉴别】

根据受伤史、临床症状和 X 线检查就可以进行鉴别诊断。

锁骨外侧 1/3 处骨折，经常会被局部挫伤症状掩盖，因此容易发生误诊。

凡肩峰受直接暴力打击的患者，为了准确诊断，要仔细对比双侧肩部，观察了解锁骨是否有畸形、压痛。可用一手固定住肩部，拇指按在锁骨上，另一手托患侧肘部向上推送，了解有无异常活动，防止漏诊。

婴幼儿锁骨骨折，患儿会出现上肢不愿活动的情况，常常和臂丛神经瘫痪混淆，诊断的时候注意鉴别。臂丛神经瘫痪者的锁骨仍然完整，可能会出现典型的肩部内收内旋，肘部伸直畸形，通常会在 2 ~ 3 个月后有显著恢复。

有移位的锁骨外侧 1/3 处骨折和肩锁关节脱位都会出现肩部外侧肿胀、疼痛，二者容易被混淆，治疗时注意进行鉴别。

判断骨折的同时还要注意详细检查患侧血液循环及运动、感觉情况，进而排除锁骨下神经血管损伤。

X 线正位片有助于揭示骨折的类型和移位方向。如果在临床检查中发现骨折的迹象，但 X 线正位片并未清晰地显示出骨折线，就可以通过拍摄 X 线斜位片来辅助识别潜在的骨折线。

【正骨疗法】

1. 复位手法

幼儿锁骨有移位骨折：首先，需要助手用双手扳住患儿两肩外侧，并用两拇指顶住其肩胛间区，然后，慢慢向背后施加力量，使患儿挺胸并肩部后伸，从而矫正重叠移位。术者则使用拇指、食指和中指以提按手法，将锁骨骨折远端向上、向后端提，同时将近端向下、向前按捺，使骨折部位恢复原位。

少年及成年人锁骨骨折复位手法如下。

（1）膝顶复位法：让患者坐在凳子上，挺胸抬头，上肢向外旋转，双手叉腰。术者站在患者背后，一只脚踏在凳缘上，用膝盖顶住患者背部正中，双手握住患者的两肩外侧，向背后慢慢地施加力量，使患者挺胸并肩部后伸，以矫正骨折端的重叠移位。如果仍有侧方移位，术者可用一只手的拇指、食指和中指使用捺正手法进行矫正。另外，也可以由一个助手站在患者后面，用膝盖顶住患者背部正中，双手握住患者的两肩外侧，向背后慢慢施加力量，等到重叠移位被矫正后，术者站于患者前面，用两手拇指、食指和中指分别捏住两骨折端，将骨折近端向前、向下推按，骨折远端向后、向上端提，使之复位。

（2）外侧牵引复位法：一种方法是，让患者坐在凳子上，助手站在患者健侧，双手环绕在患者患侧腋下，抱住患者身体。术者用一只手握住患侧上肢，将其提到与肩平齐，并向后上方进行牵引，另一只手的拇指、食指和中指捏住患者的骨折处，用捺正手法进行复位，然后将患侧上肢慢慢地放下。另一种方法是，由另一名助手从患者身后向上方牵引其上肢，术者用双手拇指、食指和中指进行捺正复位。

2.固定方法

对于幼儿的无移位骨折或青枝骨折，可以使用三角巾将患侧上肢悬吊2～3周。对于有移位的骨折，固定方法会有所不同，可以根据具体情况选择合适的方法进行固定。

（1）横"8"字绷带固定法：进行固定时，首先，在患者两腋下各放置一块厚棉垫。然后，用绷带从患侧肩后开始，经过患侧腋下，绕过肩前上方，横过背部，经过健侧腋下，绕过健侧肩前上方，再绕回背部至患侧腋下，如此反复包绕8～12层。最后，用胶布粘贴绷带末端。固定完成后，用三角巾将患肢悬吊于胸前。

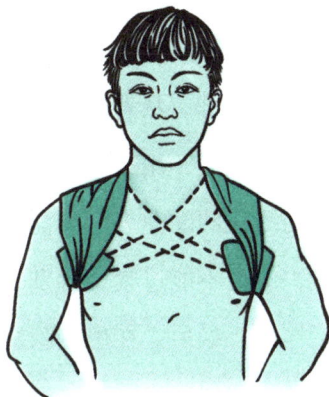

（2）斜"8"字绷带固定法：这种固定方法也被称为"十"字搭肩法、"人"字绷带法或单"8"字绷带法。在固定时，首先，在两腋下各放置一块厚的棉垫。然后，使用绷带从患侧肩后开始，经过腋下，绕过肩前上方，横过背部，经过对侧腋下，横过胸前，再经患侧

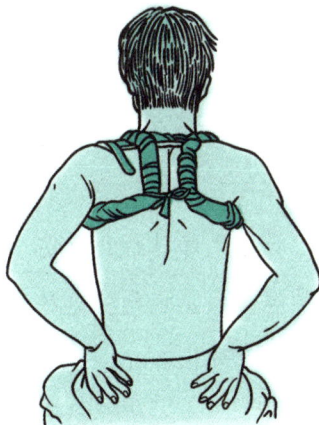

横"8"字绷带固定法

斜"8"字绷带固定法

双圈固定法

肩前至患侧腋下，如此反复包绕 12 层。

（3）双圈固定法：首先，准备好大小合适的两个固定棉圈，分别套在两侧肩部。从背后紧拉固定圈，用短布带将两固定圈的后下部紧紧扎住。然后，用另一条短布带松松扎住两圈的后上部，再用长布带在胸前缚住两圈前方。胸前及背侧上方的两条布带主要是防止固定圈滑脱，但也不能过紧，特别是前侧布带，过紧会导致肩部前屈，失去固定作用。最后，在患侧腋窝部的圈外再缠绕 1 ~ 2 个棉垫，以加大肩外展，利用肩下垂的力量，维持骨折的对位。

肱骨外科颈骨折

【疾病概述】

肱骨外科颈骨折是指发生于肱骨解剖颈下 2 ~ 3 厘米处的骨折，又叫肱骨上段骨折、肱骨肩端骨折或肩骨撅坠失落。此处为肱骨的薄弱点，是松质骨与密质骨的交界处，常易发生骨折。在肱骨外科颈的内侧，紧靠腋神经向后进入三角肌内，同时臂丛神经与腋动静脉经过腋窝。若骨折端出现严重的移位，可能会合并神经、血管损伤。这种骨折主要发生在老年人中，但也可能发生于儿童与壮年人身上。

【病因病机】

直接暴力和间接暴力都可能导致肱骨外科颈骨折，但以间接暴力最为常见。临床上，这种骨折通常是由于跌倒时，手掌或肘部首先着地，传达的暴力作用于肱骨外科颈而引起的。偶尔也有因直接暴力打击肩部而导致的骨折。由于所受暴力的不同以及肩关节在受伤时所处的位置不同，可能会发生不同类型的骨折。临床上常将肱骨外科颈骨折分成以下五种类型。

1. 裂纹骨折

当肩部受到直接外力冲击，或在跌倒过程中肩部与地面发生碰撞，可能会导致肱骨大结节的粉碎性骨折及外科颈的裂纹骨折。由于这种骨折通常发生于骨膜下，所以骨折部位一般不会有明显位移。

2. 嵌插骨折

嵌插骨折是由较小的外力引起的。跌倒时，手掌或肘部着地，这种较小的力量会向上传递，导致骨折端互相嵌入，形成没有明显移位的嵌插骨折。

3. 外展型骨折

外展型骨折是由外展方向传递的暴力导致的。跌倒时，受伤的肢体处在外展处，身体向受伤侧倾斜，手掌首先接触地面，力量沿着上肢的纵轴向肩部传递，引发骨折。骨折的近端肱骨头向内收，而骨折的远端骨干向外展，两个骨折端在外侧互相嵌入，而在内侧分离，或者两个骨折端发生重叠移位，使得骨折的远端位于骨折的近端内侧。两个骨折端因此向内成角畸形或者向内、向前成角畸形。这种类型的骨折通常会伴有大结节的撕脱骨折。

4. 内收型骨折

内收型骨折是由内收方向传递的暴力所引起的。当跌倒时，受伤的肢体处于内收位置，身体向受伤侧倾斜，手掌或肘部首先接触地面，力量沿着上肢纵轴向肩部传递，导致骨折。这种力量会让骨折的近端肱骨头向外展，而骨折的远端肱骨干向内收，两个骨折端在内侧互相嵌入，而在外侧分离，或者两个骨折端发生重叠移位，使得骨折远端位于骨折的近端外侧。两个骨折端因此向外成角畸形或者向外、向前成角畸形。

5. 肱骨外科颈骨折合并肩关节脱位

肱骨外科颈骨折合并肩关节脱位是由外展外旋方向传递的暴力所引起的。当患肢处于外展外旋位置时，可能受到严重的暴力冲击。除引起外展型嵌插骨折外，如果暴力继续作用于肱骨头，可能会导致肱骨头冲破关节囊向前下方移位，从而造成肩关节前脱位，其中以盂下脱位最为常见。有时肱骨头受喙突、肩胛盂或关节囊的阻碍无法复位，导致肱骨头关节面向内下方，近端关节面向外上方，肱骨头游离面位于骨折远端的内侧。这种类型在临床上较为少见，如果处理不当，可能会导致患肢出现严重的功能障碍。

【临床表现】

肩部受伤之后，患者会感到剧烈的疼痛，肿胀明显，上臂内侧出现瘀斑，肩关节活动受限，难以抬起患肢。

肱骨外科颈局部存在环形压痛和纵向叩击痛。

对于非嵌插骨折，患者可能会出现畸形、可伴有骨擦音和异常活动。

外展型骨折的肩部下方略微凹陷，腋窝处能触及移位的骨折端或向内成角，与肩关节脱位的方肩畸形有别。

内收型骨折在上臂上端的外侧可触及突起的骨折远端和向外成角畸形。若同时合并肩关节脱位，会出现方肩畸形，并在腋下或喙突下可触及肱骨头。

【诊断鉴别】

X线正位片能显示骨折内外侧方移位、向内或向外成角的情况。为了明确肱骨头是否发生旋转、骨折是否存在前后侧方移位以及向前或向后成角畸形，必须拍摄穿胸侧位或外展侧位（肩部腋位）X线片，从而明确骨折类型和移位情况。

无移位的肱骨外科颈骨折必须与肩部挫伤进行鉴别诊断。肩部挫伤是由直接暴力引起的，表现为局部皮肤擦伤、瘀斑，肿胀和压痛仅局限于受力的部位，无环形压痛及纵向叩击痛。

【正骨疗法】

无移位的裂缝骨折或嵌插骨折，可以用三角巾悬吊患肢。3周之后，肩部可以逐渐活动，发生移位骨折者可以进行正骨治疗。

1. 整复方法

患者呈坐位或卧位，一名助手将布带绕过腋窝向上提拉，屈肘呈直角形，前臂中立位，另一名助手握住患者的肘部，沿着肱骨纵轴的方向牵引，纠正缩短移位。可以根据不同类型的骨折采用不同的复位方法。

（1）**外展型骨折**：术者双手紧握骨折部位，其中两拇指按压在骨折近端的外侧，其他手指则固定住骨折远端的内侧并向外端推动。与此同时，助手在牵引下将上臂向内收拢，从而实现骨折复位。

（2）**内收型骨折**：术者两拇指压住骨折部向内推，其他手指使远端外展，助手在牵引下将上臂外展即可复位。如果成角畸形程度过大，还可以将上臂继续向上举起过头顶。此时，手术者站在患者的前外侧，用两拇指推挤远端，其他手指挤按成角突出的部位。如果有骨擦感，并且断端相互抵触，则表示成角畸形已经得到矫正。

对于合并肩关节脱位者，可先整复骨折，然后再用手法推送肱骨头；亦可先持续牵引，使肩盂间隙加大，纳入肱骨头，然后再整复骨折。

2. 固定方法

（1）**夹板规格**：准备3块长夹板，将其中两块放于肘部以下，另一块超过肩部。为了让夹板更加稳定，可以在夹板上端钻些小孔，系上布带，以便固定关节。再取一块短夹板，将其放于腋窝下并延伸至肱骨内上髁上方，为了使夹板更加贴合，可以用棉花包裹夹板一端，制成蘑菇头样的大头垫夹板。

（2）**固定方法**：在助手的协助下保持牵引状态，将3～4块棉垫放置于骨折部位周围。短夹板放置于内侧，若为内收型骨折，大头垫应放在肱骨内上髁的上部。对于外展型骨折，大头垫应顶住腋窝部，并在成角突起处放置一个平垫。3块长夹板分别置于上臂的前、后、外侧。使用3条扎带将夹板紧紧捆绑。之后，用长布带绕过对侧腋下，并用棉花垫进行加压固定。对于内收型骨折，患肩应固定在外展位。对于外展型骨折，肩部应维持在内收位。夹板的固定时间应为 4 ～ 6 周。

对于移位明显的内收型骨折，除了使用夹板固定，还应配合皮肤牵引进行 3 周的治疗。在这个过程中，肩关节需要置于外展前屈位，具体角度视移位程度而定。牵引的重量应为 2 ～ 4 千克，以达到使患侧肩部离开床面的效果。另外，也可以用铁丝外展架来固定患者于外展前屈位，外展的角度同样视移位程度而定，前屈约 30°。4 周后即可拆除外固定架。

实施夹板固定后，必须密切关注患肢的血液循环以及手指活动情况。一旦发现异常，应立即调整夹板的松紧度以保障患肢的血液循环畅通。此外，患者在睡眠时需要采取仰卧的姿势，并在肘后部放置一个枕头以维持患肩处于前屈

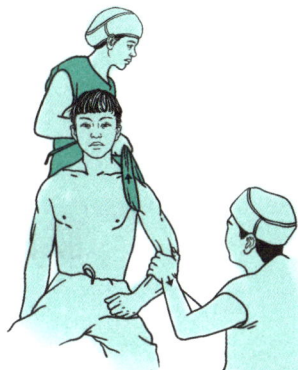

纵轴牵引

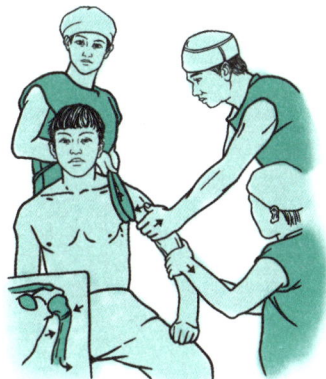

外展型的整复

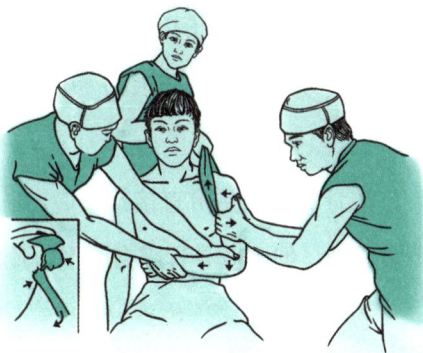

内收型的整复

11

30°的位置，有助于确保患肢保持正确的位置并减轻疼痛。

肱骨大结节骨折

【疾病概述】

肱骨大结节骨折是肱骨上端常见的骨折类型之一。肱骨大结节是肱骨上端外侧明显的骨性突起，属于松质骨，是冈上肌、冈下肌和小圆肌的附着点。因肱骨大结节朝向外侧，其构成了结节间沟的外侧壁，而肱二头肌长头腱则穿过结节间沟。这种类型的骨折主要发生于成年人身上。

【病因病机】

肱骨大结节骨折以间接暴力造成的伤害更为常见。可以按照骨折部位是否发生移位，将其分为两种类型：无移位骨折和有移位骨折。

1. 无移位骨折

该骨折通常是由直接暴力撞击肱骨大结节部位引起的，致使骨折块严重碎裂。但因肱骨骨膜有牵拉作用，骨折部位并没有发生明显移位。

2. 有移位骨折

该骨折主要是由间接暴力所致。跌倒时，上肢处在外展状态，手掌着地，由于肩袖肌群（冈上肌、冈下肌和小圆肌等）突然强力牵拉，肱骨大结节发生撕脱性骨折，骨折块一般较小。且因肩袖肌群的牵拉作用，骨折块经常会向上移位至肩峰下方。肱骨大结节骨折经常和肩关节前脱位或肱骨外科颈骨折同时发生。

【临床表现】

受伤后，肱骨大结节部位会出现疼痛和肿胀，导致肩关节活动受限，特别是外展与外旋动作。活动的时候疼痛会加剧，局部压痛明显。

如果发生移位骨折，能触及异常活动，并且能听到骨擦音。

如果合并肩关节前脱位，会有肩关节脱位的体征，但局部肿胀和疼痛比单纯的肩关节脱位更加严重。

【诊断鉴别】

肱骨大结节骨折在诊断上有一定的困难，有时无移位的骨折临床症状并不显著，容易被误诊或漏诊。X 线片是其诊断的重要工具，一旦发现肩关节前脱位或肱骨外科颈骨折，要考虑到可能合并有肱骨大结节骨折。

【正骨疗法】

无移位的肱骨大结节骨折选择三角巾悬挂受伤肢体即可，无须进行手法复位。1 周后就能进行肩部自主锻炼活动，4 周后就能随意活动。而有移位的骨折，一定要进行良好的复位，同时在早期进行训练活动，防止影响肩关节的正常活动。对于合并外科颈骨折的肱骨大结节骨折，若未发生移位，则无须进行特殊治疗。

1. 复位手法

在患者处于坐位或仰卧位时，于血肿内麻醉下进行整复操作。术者站立于患侧，一手紧紧固定患侧肘部，另一手则将患肢缓缓外展、外旋。同时，术者的拇指顺冈上肌、冈下肌的走向，自内向外推按，直至触及肩峰下的大结节。此时，术者将向上、向内移位的大结节向外、向下用力按压，使其复位。对于同时合并肩关节前脱位的大结节骨折患者，在整复肩关节脱位后，大结节多可自行复位。

2. 固定方法

骨折复位之后，可以用铁丝外展架固定肩关节于外展、外旋位，4 周后之后就能卸下固定装置。

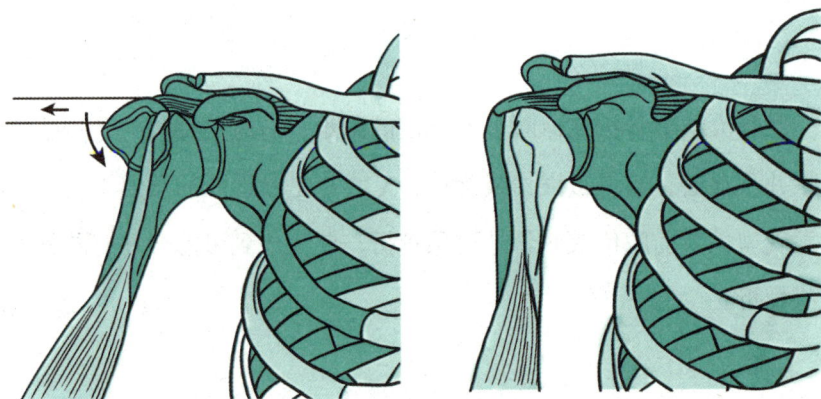

肱骨干骨折

【疾病概述】

　　肱骨干骨折是指肱骨外科颈以下1～2厘米至肱骨髁上2厘米之间的骨折。肱骨干骨折可发生于任何年龄，但主要发生于青壮年群体。肱骨干上部粗，中段1/3处细，下段1/3处扁平。肱骨干中段后侧有桡骨神经贴近骨干走行，所以，中段1/3处骨折常合并桡神经损伤。

【病因病机】

　　直接暴力和间接暴力都可能会导致肱骨干骨折。肱骨干的上段1/3处、中段1/3处的骨质较为坚硬，此处的骨折主要因直接暴力所致，如棍棒打击、重物挤压、机器缠绞等，导致横断或粉碎性骨折。肱骨干的下段1/3处比较薄弱，该段骨折主要是因间接暴力所致，折线多为斜形或螺旋，如跌扑的时候手掌或肘部着地，力向上传导，再加上身体倾倒产生的剪切应力，导致中下段1/3处骨折。姿势错误的猛力投掷（如投掷手棒球、篮球等）及掰腕，当旋转暴力超出肱骨干所承受的限度时，会导致旋转骨折。投掷所致的肱骨干骨折又被称为投掷骨折或投弹骨折。

根据骨折的分类方法，肱骨干骨折主要分为三种类型：

1. 简单骨折

简单骨折包括发生于近、中、远侧 1/3 部位的螺旋形、斜形、横断骨折。

2. 楔形骨折

楔形骨折是简单骨折基础上有楔形骨折块。

3. 粉碎型骨折

粉碎型骨折有两个以上粉碎骨折块或多段骨折。每类骨折又分成 1、2、3 亚型，每个亚型又分成近、中、远 3 组。所以，肱骨干骨折可以分成 3 型、9 个亚型、27 个组。

【临床表现】

受伤后，患臂产生明显疼痛、肿胀，活动功能出现障碍，无法抬举患肢，局部有显著的环形压痛和纵向叩击痛。

无移位的裂缝骨折和骨膜下骨折，患臂不会出现明显的畸形。但绝大多数情况下都存在移位骨折，患臂出现缩短、成角或旋转畸形，存在异常活动和骨擦音，骨折端可以被触及。

肱骨中下段 1/3 处的骨折容易伴随桡神经损伤。桡神经损伤会导致腕部下垂畸形，掌指关节无法伸直，拇指难以展开，以及手背第 1、2 掌骨间皮肤感觉障碍。

【诊断鉴别】

X 线正侧位片会显示骨折的部位、类型和移位情况，有助于诊断是否为病理性骨折，如骨囊肿、骨纤维异常增殖症以及成人非骨化性纤维瘤等。

旋转暴力导致的骨干骨折要注意和上臂扭伤进行鉴别。上臂扭伤的压痛局限于损伤部位，有牵拉痛，会因疼痛而不愿活动患肢，但无环形压痛及纵向叩击痛，无异常活动。

【正骨疗法】

无移位的肱骨干骨折需用夹板固定 3 ～ 4 周，早期可以适当做一些练功活动。有移位的肱骨干骨折要进行手法整复和夹板固定。整复骨折的时候，手法要轻柔，尽可能一次整复成功。如果整复过程中出现强力牵引、反复多次整复或患者体质虚弱、肌肉力量不足，同时肢体重量的悬垂作用可能导致在固定期间骨折断端逐渐发生分离移位，尤其是横断骨折和粉碎性骨折的患者。骨折断端的分离移位和软组织嵌入骨折断端之间，如果没能及时处理或处理得不恰当，容易出现骨折愈合延迟或不愈合。这种类型的骨折复位要求相对较低，所以不建议轻易采用切开复位内固定的方法。

在治疗的过程中，必须采取措施防止骨折断端的分离移位和软组织嵌入骨折断端之间。闭合性骨折合并桡神经损伤者可先尝试手法整复、夹板固定，密切观察 2 ～ 3 个月后，多数患者能逐渐康复。如果骨折愈合后桡神经功能仍然没有恢复迹象，可以先做肌电图检查，并考虑进行手术探查。

1. 复位手法

患者应采取坐位或平卧位。一名助手用布带穿过患者的腋窝向上牵引，另一名助手则握住患者的前臂，向下用力牵引，沿上臂纵轴方

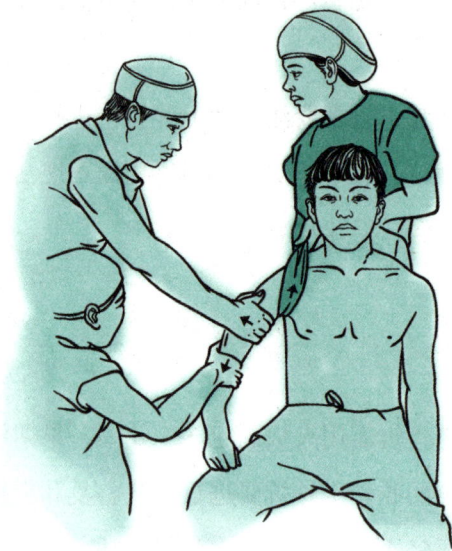

坐位复位法

向对抗拔伸。需要注意的是，牵引力不宜过大，尤其对于粉碎性骨折和下段 1/3 处骨折的患者，否则可能会导致断端分离移位。等到重叠移位完全矫正后，根据骨折的不同部位和移位情况，进行相应的整复操作。

（1）上段 1/3 处骨折：在维持牵引的同时，医生双手拇指抵住骨折远端外侧，其余手指环抱近端内侧，向外推挤近折端，双手拇指由外向内推挤远折端，即可复位。

（2）中段 1/3 处骨折：在维持牵引的状态下，医生用两手拇指按压住骨折的近端外侧，将其推向内侧，同时其余手指环绕固定住远端内侧，将其拉向外侧。一旦发现移位得到纠正，则轻轻摇摆骨折的远端，或者通过双手从前后、内外进行挤压，能感受到断端的摩擦感逐渐减小直至消失，骨折部位恢复平直，则表示已经基本复位。随后，医生会捏住骨折部位，而助手会逐渐放松牵引的力量，使断端能够相互接触。最后，医生会沿着纵轴方向进行触顶合骨的动作，确保断端可以紧密接触。

（3）下段 1/3 处骨折：多为螺旋或斜形骨折，只需稍加牵引，矫正成角畸形，将骨折斜面捺正即可。

2. 固定方法

（1）上段 1/3 处骨折：在近折端的内侧和远折端的外侧放置棉压垫，同时用胶布固定。在内衬厚棉垫的外侧放置两块斜角形板，将弯曲成耳状面的两块纸夹板背向放置，以适应肩部的外形。在内侧放置直型板，在上段 1/3 处对折，以保护腋窝不受压。超肩关节用 3 列绷带缠绕固定。固定时，将绷带穿过对侧腋下缠绕绑缚，对侧腋下放置棉垫以免受压。固定后，将患肢屈肘 90°，前臂中立位，用三角巾悬吊于胸前。

（2）中段 1/3 处骨折：在近折端的外侧和远折端的内侧各放置一个棉压垫，并用胶布固定。对于中段 1/3 处骨折进行固定时，应注意不超过上、下关节。将 4 块长方形的硬纸夹板浸湿后稍微弯曲成弧

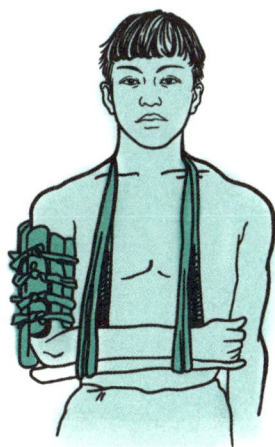

中段骨折固定法　　　　　　　　下段骨折固定法

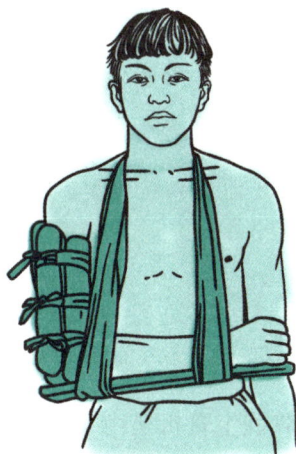

形，内衬厚棉垫，然后包裹上臂，用3列绷带缠绕固定。固定后，将患肢屈肘90°，前臂处于中立位置，用三角巾悬吊于胸前。

（3）下段1/3处骨折：如果侧方移位较多，成角较大，可以先在近折端的外侧和远折端的内侧各放置一个棉压垫，并用胶布固定。然后，将患者的肘关节屈曲90°，并在肘关节上方和下方放置内衬厚棉垫的内外两块"L"型板，用3列绷带缠绕固定。固定后，将患者的患肢屈肘，前臂处于中立位置，用三角巾悬吊于胸前。

肱骨髁上骨折

【疾病概述】

肱骨髁上骨折属于关节外骨折的一种，是指发生于肱骨内外髁上方2～3厘米处的骨折，多见于5～8岁的儿童，占所有肘部骨折病例的50%～60%。肱骨髁上骨折通常分成三种类型：伸直型、屈曲型和粉碎型。其中，伸直型约占95%。

【病因病机】

肱骨髁上骨折是由于肱骨下端较扁薄，髁上部位于疏松骨质和致密骨质交界处，后有鹰嘴窝，前有冠状窝，两窝之间骨片极薄，同时肱骨形态在此处由圆柱形转变为三棱形，且两髁稍前屈，并与肱骨纵轴形成 30°～50° 的前倾角所致。由于存在上述解剖及生物力学特点，肘部受到内收或外展的暴力直接作用可导致骨折。跌倒时手掌撑地是骨折的主要原因，同时肘部过伸及前臂旋前也是骨折的常见原因。肘部受到直接撞击的情况较为常见，相当一部分病例会合并神经血管损伤、前臂骨筋膜室综合征及肘内翻畸形等严重并发症。

【临床表现】

肘关节肿胀明显，功能障碍，压痛明显。甚至会出现皮下瘀血和皮肤水疱。

肿胀轻者，能触及到骨性标志；肿胀严重的患者，则无法触及骨性标志。

【诊断鉴别】

伸直型骨折鹰嘴和远侧骨折段向后方凸出，近折端向前移，外形上和肘关节脱位相似，但是能从骨擦音、反常活动和保持正常的肘后三角等体征与脱位进行鉴别。

远折端向后移位，呈靴状畸形，容易和肘后脱位混淆，但前者肘后三角关系正常，可以进行鉴别。

肘关节正侧位 X 线片能看出骨折类型与移位方向。如果骨折无移位，仅可发现"脂肪垫征"阳性；轻度移位的患者，能看到肱骨干纵轴与关节面的交角变小；明显移位的患者，伸直型骨折远端向后上方移位，骨折线会从前下方斜向后上方，外形上和肘关节脱位相似，但仍保持肘后三角的关系。屈曲型骨折远端向前上方移位，骨折线由后下方斜向前上方。粉碎型骨折两髁分离，骨折线呈"T"形或"Y"形。可以根据受伤史、临床表现、X线片等进行诊断。

【正骨疗法】

非手术治疗无移位或轻度移位可用石膏后托制动 1～2 周，然后开始轻柔的功能活动。6 周后骨折基本愈合，再彻底去除石膏固定。有移位骨折者，可以采用手法复位和超关节小夹板或石膏托外固定法。手法复位不成功，或因骨折部肿胀和水疱严重无法进行复位时，可行前臂皮牵引或尺骨鹰嘴部骨牵引复位。如上述疗法失败，或为陈旧性移位骨折，或疑有血管、神经断裂者，应及时切开探查。

1. 手法复位

患者保持仰卧位，两位助手分别握住患者的上臂与前臂，进行顺势拔伸牵引。等到骨折重叠移位纠正后，用双手拇指抵住侧方移位侧，其余手指环抱骨折近端，进行相对挤压。首先，使用端挤手法矫正侧方移位。如果远端出现旋前（或旋后），应首先纠正旋转移位，使前臂旋后（或旋前）。纠正上述移位后，如果是整复伸直型骨折，则用双手拇指从肘后推按远端向前，双手其余手指重叠环抱骨折近端向后提拉。同时，让助手在持续牵引下徐徐屈曲肘关节，在这个过程中，尤其注意矫正尺偏移位，必要时可能会矫枉过正，以防止发生肘内翻畸形。复位完成后，用石膏或小夹板固定，让肘关节保持屈曲90°。对于整复屈曲型骨折，手法则和上述相反。

2. 固定方法

伸直型骨折复位后，肘关节固定在屈曲90° ~ 110°位置3周。夹板长度要上达三角肌中部水平，内外侧夹板下达（或超过）肘关节，前侧板下至肘横纹，后侧板远端呈向前弧形弯曲，同时嵌上铝钉，防止最下方一条布带斜跨肘关节缚扎而防止滑脱；采用杉树皮夹板固定时，最下方一条布带不能斜跨肘关节，而在肘下仅扎内、外侧夹板。为了避免骨折远端后移，可在鹰嘴后方加一梯形垫；为避免内翻，尺偏型骨折可在骨折近端外侧及远端内侧分别加塔形垫。桡偏型骨折的内外侧一般不放置固定垫，移位较重者在骨折近端内侧和骨折远端外侧分别加一薄平垫。需要注意的是，平垫不能太厚，以免矫枉过正而诱发肘内翻畸形。屈曲型骨折近端后侧置一平垫，远端前侧不放垫，固定肘关节在屈曲40° ~ 60°位置3周，之后逐渐屈曲至90°位置1 ~ 2周。如外固定后患肢出现血液循环障碍，应立刻松解全部外固定，放在肘关节屈曲45°位置进行观察。对于肘关节血运不佳者，可以选择石膏来固定。

肱骨髁间骨折

【疾病概述】

　　肱骨髁间骨折常发生于青壮年，但50～60岁的伤者也较为常见。肱骨髁间前部有冠状窝，后部有鹰嘴窝，下端内侧的肱骨滑车内、外两端比较粗，而中端比较细。肱骨小头和肱骨滑车之间有一纵沟，这是肱骨下端的薄弱环节，容易因受到暴力袭击而发生纵形劈裂。肱动脉和正中神经从肱二头肌腱膜下通过，桡神经和尺神经分别接近肱骨外髁和内髁，骨折移位时可能会被损伤。肱骨髁间部是骨松质，局部血液供应丰富，骨折容易愈合，但受伤后出血、肿胀较严重，软组织损伤严重，局部皮肤容易产生张力性水疱。同时，骨折块粉碎，骨折线侵犯关节面，不仅整复困难，而且要求较高，固定也不稳定。如果治疗不当，可能会导致创伤性关节炎或遗留肘关节活动功能障碍。

　　在通常情况下，肱骨髁间骨折是由严重的间接暴力所致，如从高处跌落、肘部受到打击或挤压等。然而，直接暴力作用于肘部的情况较为少见。当患者跌倒时，掌心或肘部着地可能导致尺骨鹰嘴半月切迹向肱骨下端劈裂。在这种情况下，肱骨髁不仅与肱骨下端分离，两髁间也可能被劈裂。骨折线通常呈"T"形、"Y"形或为其他粉碎的不规则形状。

【病因病机】

肱骨髁间骨折多为较严重的间接暴力（尺骨滑车切迹撞击肱骨髁）所致，屈肘和伸肘位都可发生，主要分成屈曲型和伸直型两种损伤。直接暴力作用在肘部也会造成骨折，但较少见。

【临床表现】

局部组织肿胀明显，疼痛剧烈，皮肤下出现瘀斑。

由于髁间移位和分离导致肱骨髁增宽，尺骨向近端移动导致前臂缩短，肘后三角关系发生改变。

可听到骨擦音和出现异常活动，肘关节的屈伸活动功能受到障碍。

【诊断鉴别】

诊查时应注意检查桡动脉搏动，腕和手指的感觉、皮温、颜色和活动能力，以便确定有无血管和神经损伤的并发症。肘关节正侧位X线片可评估骨折移位和粉碎程度，骨折真实情况常比X线表现还要严重，可行多方向拍片或重建CT检查，进一步判断骨折情况。

【正骨疗法】

对于伤后没有能及时就诊或经闭合复位失败者，会由于局部肿胀严重，不宜再次手法复位，而是应采用外固定之法，可采用尺骨鹰嘴牵引（目前已很少使用）。待局部肿胀消退，肱骨髁和骨折近端的重叠牵开后，做手法闭合复位。

1. 手法复位

通过手法整复，两名助手进行对抗牵引配合，可以纠正髁间分离、侧偏移位和前后移位。具体操作如下：

（1）纠正髁间分离：两名助手在肘两侧相对环抱于髁，自肱骨髁骨折片内外两侧施加挤压力，以掌、指的压力徐徐推挤分离、旋转的肱骨小头、滑车之骨块，使之合拢复位。

（2）纠正侧偏移位：一手扣紧固定内外髁，另一手在患肢骨折远端，按有无尺偏、桡偏移位，而向其反向推移骨折远端髁部，纠正骨折尺偏或桡偏移位。

（3）纠正前后移位：对于屈曲型骨折，术者两手四指环抱肱髁，拇指于肘窝处推压远端骨折向肘后，同时在维持牵引下伸肘至10°；对于伸直型骨折，两手四指环抱肱髁，两拇指于肘后尺骨鹰嘴缘推骨折远端向前，同时在牵引力下，屈肘90°～100°。

在"C"型臂机透视下检查复位情况，必要时重复一次上述手法，力争解剖复位。

2. 固定方法

完成复位后，在维持牵引的条件下，外科医生使用双手捏住骨折部位，并使用上臂超肘关节夹板进行固定。夹板的规格和固定垫的放置以及包扎方法与肱骨髁上骨折相同。如果两髁旋转分离移位较严重，可在内、外上髁部添加一个空心垫。对于伸直型骨折，肘关节需在屈曲位置进行固定，并用三角巾悬吊，固定时间为4～6周。对于屈曲型骨折，肘关节首先需要在伸直位置固定3周，然后更换为短夹板屈肘位置，继续固定2～3周。如果骨折移位严重或复位固定仍然不稳定，夹板固定后需要配合尺骨鹰嘴牵引。患者需要卧床，患侧肩关节需外展 70°～ 80°，肘关节屈曲 90°～ 120°，前臂使用皮肤牵引。通常情况下，卧床牵引时间为 4 周，重量为 0.5 千克。

肱骨外髁骨折

【疾病概述】

肱骨外髁骨折常发生于 10 岁以下儿童群体，以 5 ～ 6 岁儿童最为多见，发病率仅次于肱骨髁上骨折。骨折远端包括肱骨外上髁、肱骨小头骨骺、部分滑车骨骺及干骺端的骨质。

【病因病机】

肱骨外髁骨折多因间接暴力所致。跌倒的时候手部先着地，如果肘部处在轻度屈曲外展位，暴力沿着前臂向上传达至桡骨头，肱骨外髁受桡骨头撞击发生骨折，骨折块被推向后、外上方；如果肘部处在伸直位且过度内收，附着在肱骨外髁前臂伸肌群的牵拉，能使骨折块发生翻转移位，甚至达到 180°。骨折的移位程度可以根据损伤情况和前臂伸肌群的肌肉收缩力来决定，骨折的严重性可以根据骨折块旋转移位的程度进行判断。

根据骨折块移位的不同，肱骨髁骨折可以分为无移位骨折、轻度移位骨折和翻转移位骨折三类。

1. 无移位骨折

无移位骨折指骨折块未发生移位的裂纹骨折，局部骨膜和筋膜保持完整。

2. 轻度移位骨折

轻度移位骨折指骨折块仅有轻度向外移位，说明骨折块上的筋膜尚未被撕裂。

3. 翻转移位骨折

翻转移位骨折可以分为前移翻转型和后移翻转型，后移翻转型最为常见（又叫伸直翻转移位型）。因肱骨远端平坦，受到暴力冲击的时候，肘外后部软组织被撕裂形成空隙，缺乏骨骼阻挡，为骨折块的翻转移位创造了条件。如果骨折块在两个轴心上发生旋转，表明骨折块上的筋膜已经被完全撕裂。

【临床表现】

受伤后，以肘外侧为中心出现明显的疼痛和肿胀，肘关节处于半屈伸状态，导致活动受限。尤其是肱骨外髁部位，压痛感明显。

对于有移位的骨折患者，肘关节可能会出现轻微肘外翻，而在肘外侧可以触摸到活动的骨折块，并伴有骨擦音。

当肿胀较轻时，可以触摸到骨折块的骨折面、外上髁端和滑车端。这会导致肘关节横径增宽，肘后三点关系发生改变，使得在屈伸或异常外展活动时疼痛加剧。

早期因明显的肿胀可能会掩盖畸形。等到消肿之后，才可能在肘外侧发现骨突隆起，导致肘关节活动障碍。晚期可能会出现骨不愈合、进行性肘外翻和牵拉性尺神经麻痹等问题。

【诊断鉴别】

肘关节正侧位 X 线片可以明确骨折的类型和移位方向。在幼儿患者中，大部分骨块属于骨骺软骨，这种软骨在 X 线片上不会显影，因此肱骨外髁骨折块只能在 X 线片上看到肱骨小头的骨化中心和部分干骺端的骨质，常被误诊为轻微骨折，甚至可能被漏诊。实际上，骨折块相当大，几乎等于肱骨下端的一半，因此在处理肱骨外髁骨折时，应有充分估计，不能仅凭 X 线片显示的形态来判断骨折的严重程度。

正常的 X 线片上，桡骨的纵轴线应通过肱骨小头骨化中心。如果骨折块发生移位，则骨化中心会偏离这条线。没有移位的骨折，X 线片上只会显示肱骨外髁干骺端有一处骨折线。对于轻度移位的骨折，X 线片上可以观察到肱骨小头骨化中心及干骺端骨片外移的现象。如果是翻转移位骨折，在正常的 X 线片上，肱骨小头骨骺应呈现为三角形，但如果有纵轴旋转移位的情况，该骨骺会变为圆形；在侧位 X 线片上，骨骺正常形态类似圆形，但翻转移位后，骨折块会变为三角形。此外，骨折翻转移位后，除肱骨小头骨化中心偏离桡骨纵轴线外，还能看到干骺端骨折片位于骨化中心外侧或下面。

大部分肱骨外髁骨折可以根据受伤史、临床表现、X 线片进行诊断。个别病例诊断有困难时，可加拍对侧相同位置的 X 线片进行对照，必要时可进一步做 CT 检查来确诊。

【正骨疗法】

肱骨外髁骨折为关节内骨折，复位要求较高。有移位骨折，要求解剖复位和给予妥善固定者，最好争取在软组织肿胀之前，在适当麻醉下，予以手法复位。一般在伤后1周内进行复位，成功率较高，半个月内仍可试行手法复位，半月后复位成功率很低。无明显移位的肱骨外髁骨折，仅用上肢直角夹板固定，屈肘90°，前臂悬吊胸前，固定2～3周后去除夹板固定，进行练功活动。

1. 整复手法

助手握住患者的患侧上臂下段，术者握住患者的前臂下段，让患者的腕背伸直使前臂伸肌群松弛，患肘半屈伸位；术者另一只手四指扳住患者的肘内侧，拇指按在骨块上，让患肢肘内翻，加大肘关节外侧间隙，拇指用力将骨块向内按压，前臂旋后屈肘，就能复位。

2. 固定方法

有移位的骨折，在闭合整复后，需要采取一些固定措施：在肘关节伸直、前臂旋后位的情况下，在肱骨外髁处放置一个固定垫（垫的厚度要适中，过度压迫皮肤会导致皮肤坏死，此时要重新检查骨折对

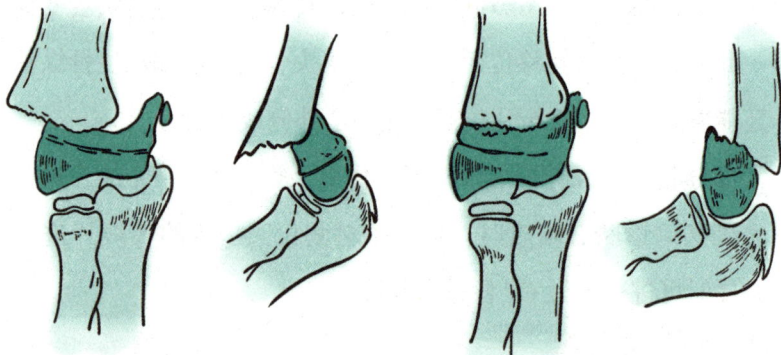

伸展尺偏型肱骨髁上骨折　　　　　　　　屈曲型肱骨髁上骨折

位情况，若无法复位，则需要考虑手术）。此外，还需要在肘关节尺侧上、下各放置一个固定垫，之后将 4 块夹板从上臂中上段到前臂中下段固定好，并用 4 条布带缚扎。肘关节需要保持伸直并稍外翻位固定 2 周，之后改成屈肘 90° 固定 1 周。另一种固定方式是将后侧夹板塑成屈曲 30°～60°，其余 3 块夹板长度改成上达三角肌中部水平，内、外侧夹板下超肘关节，前侧夹板下达肘横纹。固定垫的位置同上，将肘关节固定在屈曲 30°～60° 位置 3 周，等到骨折临床愈合后即可解除固定。

肱骨内上髁骨折

【疾病概述】

肱骨内上髁骨折是一种常见的肘部损伤，约占肘关节骨折的 10%，居肘部损伤的第三位。主要发生于少年和儿童群体，因为这个年龄群体肱骨内上髁尚未和肱骨下端融合，所以容易撕脱。

【病因病机】

肱骨内上髁骨折主要是由平地跌倒或投掷运动所致。根据损伤程度可以分为四型。

Ⅰ型：内上髁骨折块无移位或轻度移位。

Ⅱ型：撕脱的内上髁骨块向下向前旋转移位，可达到肘关节间隙水平。

Ⅲ型：撕脱的骨块嵌夹在内侧关节间隙，实际上关节处于半脱位状态。

Ⅳ型：伴有肘关节向后或向后外侧脱位。

【临床表现】

受伤后，肘关节内侧和肱骨内上髁周围的软组织会出现肿胀，或者形成较大的血肿。但是经过临床检查，肘关节的等腰三角形关系仍然存在。

疼痛，特别是肘内侧局部肿胀、压痛、正常肱骨内上髁的轮廓消失。

肘关节活动受到限制，前臂旋转、手腕屈曲和手指屈曲的力量减弱。如果合并肘关节脱位，肘关节的外观会有明显的改变，功能障碍也会更加明显，通常还会伴有尺神经损伤的症状。

发生肱骨内上髁撕脱骨折的时候，肘关节内侧组织如侧副韧带、关节囊、内上髁、尺神经等都可能会发生损伤。肘关节内侧肿胀、疼痛，局部皮下出现瘀血。压痛局限在肘内侧，有时候会触及骨摩擦感，使得肘关节伸屈和旋转功能受限。

【诊断鉴别】

肱骨内上髁骨折容易和肘关节后脱位、肱骨内髁骨折混淆，需要注意诊断鉴别。

1. 肘关节后脱位

二者都存在肘部疼痛、肿胀的表现，伸直位固定。但脱位表现为环周肿痛，弹性固定于135°、肘窝可扪及肱骨远端，鹰嘴上方空虚，肘部呈靴状畸形；X线片示脱位、无骨折征。关节向后内或后外脱位。肱骨内上髁Ⅳ型骨折常可合并肘关节向后内或后外脱位。

2. 肱骨内髁骨折

在小儿肱骨内上髁骨化中心未出现之前，X线片不能显示骨化中心位置。肱骨内髁骨折与内上髁骨折可以根据X线片上肱骨小头、肱骨内上髁、桡骨小头骨化中心的位置变化进行鉴别。必要时，可以和健侧肘关节X线片进行对照。

【正骨疗法】

1. 整复手法

（1）Ⅰ型骨折

无移位骨折可以将患肢固定于屈肘、屈腕、前臂旋前位7～10天。有移位骨折需要尽早进行手法整复、夹板固定。手法复位的时候动作要尽量轻柔，如果复位一次没有成功，可以再进行轻柔的手法整复。复位之后，通过常规检查确诊神经是否有损伤。

（2）Ⅱ型骨折

患者呈坐位或平卧位，患肢屈肘45°，前臂呈中立位，术者用拇指、食指固定骨折块，拇指由下向上推挤，使其复位。若骨折块翻转移位大于90°，可以让患肢屈肘90°，前臂旋前，腕及掌指关节自然屈曲位。术者一手握患肢前臂，另一手放在肘部，先用拇指揉按骨折局部。等到肿胀消退后，摸清骨折块，从远端向近端，从掌侧向背侧翻转过来，之后再往骨折近端挤按，使其复位。

（3）Ⅲ型骨折

手法整复的关键是解脱嵌夹在关节内的骨折块，将Ⅲ型变成Ⅰ型或Ⅱ型骨折。在臂丛神经麻醉下，患者平卧位，肘关节伸直，两名助手分别握持患者的上臂和腕部，进行拔伸牵引。在拔伸牵引下，握腕部的助手逐渐将前臂旋后、外展，术者一手放在患者肘关节外侧向内推，造成肘外翻，增加肘关节的内侧间隙，另一手拇指在肘关节内侧触及骨折块边缘时，助手即极度背伸患肢手指和腕关节，让前臂屈肌群紧张，将关节内的骨折块拉出关节间隙。必要的时候，术者还可通过拇指和食指抓住尺侧腕屈肌肌腹近侧部向外牵拉，以辅助将骨折块拉出关节间隙。如骨折块仍然有分离移位，再按Ⅱ型骨折做手法复位。

（4）Ⅳ型骨折

手法整复的时候，要先整复肘关节侧方脱位，多数随着关节脱位的复位而使骨折块得到不同程度的复位，少数仍然有移位者应再将骨折块进行整复。

患者平卧，患肢外展，肘关节伸直，前臂旋后位，两名助手分别握住患肢远、近端，尽量内收前臂，让肘关节内侧间隙变窄，以免折块嵌入关节腔内。术者一手将肱骨下端从内向外推挤，另一手将尺、桡骨上端从外向内推挤，将骨折块推挤至关节内侧，并将肘关节侧方脱位整复，之后牵引前臂，逐渐屈曲肘关节至90°，最后再按Ⅰ型或Ⅱ型骨折处理。

整复后，要及时进行X线片复查。如果发现转变为Ⅲ型骨折，可以将肘关节重新造成向桡侧脱位，再进行手术整复。

复位满意后，在骨折块前内方放一半月形固定垫，缺口朝后上方，用于兜住骨折块，再将上臂超肘关节夹板固定于屈肘90°，前臂中立位或旋前位2～3周。Ⅳ型骨折的固定时间通常在2周内，应以治疗脱位为主，不能固定到骨折愈合后再活动肘关节。因肱骨内上髁骨折块较小，活动性大。如果固定不当，容易变位，要加强随诊观察，随时调整夹板的松紧度。

2. 固定方法

对位满意之后，可以在骨块前内放一块固定垫，用夹板将肘关节固定在屈肘90°位置2～3周。

尺骨干骨折

【疾病概述】

尺骨干骨折是尺骨干部的一种骨折。尺骨是前臂的骨头，负责前臂的旋转功能，主要分为尺骨头骨折、尺骨干骨折和尺骨近端骨折三类。其中，尺骨干骨折比较少见，多发生在1/3处。由于桡骨完整，有骨间膜相连，很少发生移位。因外力方向及旋前方肌的牵拉，骨折端经常会向掌、桡侧倾斜。

【病因病机】

直接暴力和间接暴力都可能导致尺骨干骨折。其中，直接暴力是主要原因。当前臂背侧遭受打击、撞击或挤压时，直接暴力会导致横断或粉碎性骨折。在偶见情况下，间接暴力也可能会引起骨折，如跌倒时手掌着地，前臂突然极度向前扭转，导致尺骨受到扭转暴力，在中、下段 1/3 交界处发生螺旋形骨折。

尺骨干骨折后，由于有完整的桡骨支撑和骨间膜相连，骨折通常移位较少。骨折近端受肱肌的牵拉而向前移位。同时，由于外力的作用方向和旋前圆肌、旋前方肌的牵拉作用，骨折远端可向桡、掌侧轻度侧方移位。尽管在背侧遭受暴力，但由于尺骨略向背侧凸出，同时肌肉附着于尺骨的前方，因此骨折仍可向背侧轻度成角移位。

【临床表现】

局部疼痛、肿胀、瘀斑。

部分患者骨折处会有轻度向背侧成角畸形。

局部有明显压痛和纵向叩击痛，前臂旋转的时候疼痛更甚。

皮下能触及两骨折端有异常活动和伴有骨擦音。

【诊断鉴别】

拍摄 X 线的正、侧位片就能了解骨折类型与移位情况，摄片的时候要同时拍上腕关节和肘关节。虽然早期拍 X 线片没有发现骨折，但临床症状和体征十分明显，可以在伤后 1 周再摄片。此时，由于骨折端间骨质吸收，能清楚地看到骨折线。

如果骨干上段 1/3 处骨折，有显著的成角或缩短畸形。要注意是否合并桡骨头脱位，拍摄 X 线片的时候要包括肘关节。如果尺骨干下段 1/3 处骨折，伴随着严重成角和重叠移位者，要注意是否有下桡尺关节脱位，拍摄 X 线片的时候要包括腕关节，防止漏诊。

【正骨疗法】

1. 整复方法

伤后前臂肿胀、疼痛，经常会触及移位的骨折端。患者仰卧，肩外展，肘屈曲 90°，两名助手拔伸牵引。尺骨 1/3 处骨折时，前臂内旋位，一名助手固定肘上，另一名助手牵拉小鱼际与尺侧 3 个手指对抗牵拉，牵开重叠之后可推挤提按、成角折顶、夹挤分骨等手法。

2. 固定方法

掌、背侧分骨各放一块固定垫，再放好其他固定垫，尺骨下段 1/3 处骨折，则尺侧夹板一定要超过腕关节，将腕部固定在桡偏位。然后用带柱托板放在前臂尺侧，手握托柱，限制前臂旋转。最后用布带固定，屈肘 90°，前臂中立位，用三角巾悬挂在胸前。

尺骨鹰嘴骨折

【疾病概述】

尺骨鹰嘴骨折是波及半月切迹的关节内骨折。由于尺骨鹰嘴的关节面为半月切迹，中间隆起之嵴，刚好和肱骨滑车沟相吻合，有助于肘关节的稳定性。尺骨鹰嘴骨折主要出现在成年人身上，是肘部的常见损伤。

【病因病机】

1. 传递暴力造成的骨折

当肘关节处于半屈或伸直位时，手掌着地受伤所致。这种暴力作用导致肘关节前方受压，肱三头肌收缩，从而在远端产生剪切力，导致尺骨鹰嘴骨折。近端骨折块受肱三头肌牵拉，通常会发生不同程度的向上移位。

2. 直接暴力造成的骨折

由于肘后直接受到外力作用，如摔跤、撞击、重击等因素，导致尺骨鹰嘴直接骨折。直接暴力造成的骨折多为粉碎性骨折，导致的骨折移位虽然不大，但容易导致皮肤损伤，诱发开放性骨折。

【临床表现】

受伤后，尺骨鹰嘴部位出现局部肿胀和疼痛，压痛明显，肘关节的主动活动功能受到限制。

如果骨折部位发生分离移位，肘部的肿胀情况会更严重，鹰嘴两旁的凹陷区域会变得隆起。可以触摸到骨折端之间的间隙和移位的骨折片，有时还能听到骨擦音或感受到骨擦感。患者无法主动伸直肘关节或抵抗重力。

对于严重粉碎性骨折或骨折脱位的情况，可能同时伴有肘后部皮肤挫伤或开放性损伤，或者伴有尺神经的损伤。

【诊断鉴别】

肘部正侧位 X 线片可以清晰地显示骨折的类型和骨折的移位程度。X 线侧位片能够比较容易地确定骨折的情况，而正位片则有助于了解骨折脱位以及可能存在的合并损伤。对于尺骨鹰嘴骨折的诊断，有时需要与青少年骨骺线未闭合的情况进行鉴别。如果对骨折的诊断有任何疑虑，应该拍摄健侧肘部 X 线片，通过双侧对照有助于更准确地诊断。

【正骨疗法】

1. 整复手法

先将鹰嘴处的血肿抽吸干净，术者一手扶住患者的前臂，另一手的拇指和食指捏住鹰嘴突向远侧进行推按，同时伸肘、闻及骨擦音，则骨折端已对合。

2. 固定方法

通过弧形夹板、硬纸壳或石膏托固定肘关节半屈伸位（135°）2～3周。出现明显移位的患者，固定在肘伸直位2周，逐渐屈肘（90°）1～2周。

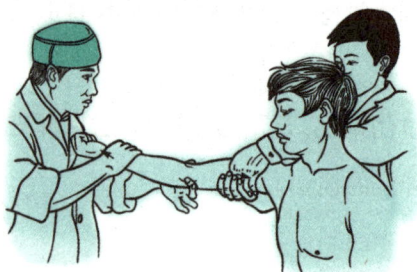

拔伸

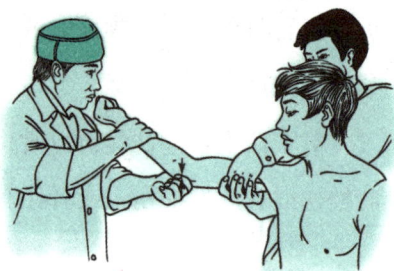

将肘关节稍屈曲并归挤

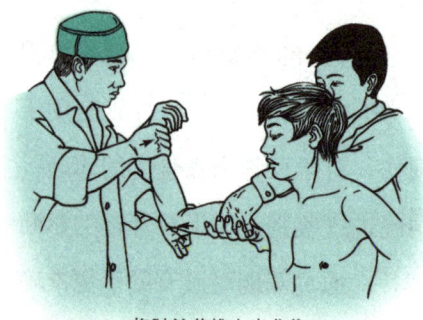

将肘关节推向半曲位

桡骨头骨折

【疾病概述】

桡骨头骨折是指发生在桡骨头部位的骨折，属于关节内骨折。临床上容易发生漏诊和误诊，如果不进行及时治疗，会导致前臂旋转功能障碍或创伤性关节炎。临床上，桡骨头骨折主要分为以下六种类型。

1. 青枝骨折：桡骨外侧骨皮质压缩或皱折，内侧骨皮质被拉长，骨膜没有完全破裂，桡骨头颈向外弯曲，仅发生在儿童群体。

2. 裂缝骨折：桡骨头部或颈部呈裂缝状无移位骨折。

3. 劈裂骨折：桡骨头外侧劈裂，骨折块占关节面 1/3 ~ 1/2，而且经常会向外下方移位。

4. 粉碎骨折：桡骨头呈粉碎状，骨碎片有分离，或部分被压缩，导致桡骨头关节面中部塌陷缺损。

5. 嵌插骨折：桡骨颈骨嵌插，颈部有横形骨折线，没有明显移位。

6. 嵌插合并移位骨折：桡骨骨折或桡骨小头骨骺分离，骨折近端向外移位，桡骨关节面向外倾斜，呈"歪戴帽"式移位。

【病因病机】

如果跌倒的时候肘伸直，前臂旋前位手掌触地，暴力从桡骨下端向上传达，导致肘关节过度外展，桡骨头冲击肱骨头被挤压诱发骨折。

【临床表现】

伤后肘部疼痛。

外侧明显肿胀。

桡骨小头部明显有压痛。

前（臂）旋转功能受限。

【诊断鉴别】

X线检查能明确诊断，根据 X 线片表现可以将桡骨小头骨折分成以下五类。

Ⅰ型：裂纹骨折，骨折无移位或移位小于 1 毫米。

Ⅱ型：桡骨头纵行骨折，骨折块移位大于 1 毫米。

Ⅲ型：桡骨头粉碎，但骨折没有明显移位，仍保留关节面外形者。

Ⅳ型：桡骨头粉碎，而且有明显移位。

Ⅴ型：桡骨颈部骨折或桡骨头骨骺损伤，骨折线没有通过关节面。

【正骨疗法】

1. 整复手法

整复前，术者需要先用手指在桡骨头外侧进行触摸，准确地找出移位的桡骨头。一名助手固定患肢上臂，术者一手握持前臂，将肘关节伸直，并进行拔伸牵引。同时，另一手掌置于患肢后侧，拇指按于桡骨头外侧，余指握住前臂上段内侧并向外扳，两手配合，使肘关节内翻以增宽肱桡关节的间隙。

其次，术者用拇指将桡骨头向上、向内侧推挤，同时握持前臂之手将前臂轻轻来回旋转，使骨折远端来回转动，使骨折复位。一旦原先可触及的骨折远端已消失，肱桡关节位置触诊正常，说明复位成功。

骨折复位后，术者拇指仍按住桡骨头，握持前臂之手将肘关节徐徐屈曲至90°。对于有翻转移位的骨折，复位时肘关节应置于伸直内收位。术者先用拇指尖将翻转的骨折块的上端（即桡骨头关节面的内

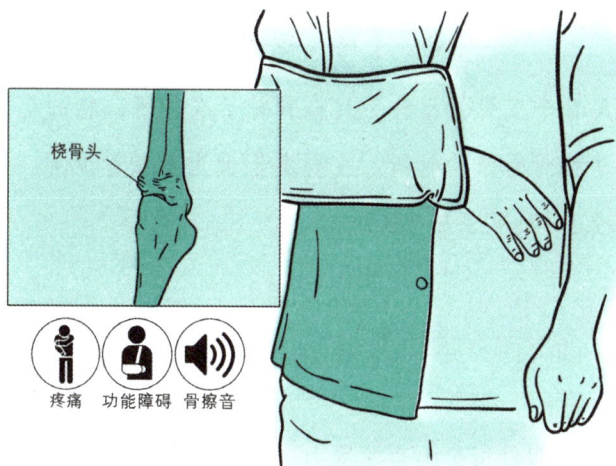

桡骨头

疼痛　功能障碍　骨擦音

侧缘）向尺侧顶按入肱桡关节间隙，然后再用拇指在骨折块的下端
（即桡骨头关节面的外侧缘）向内上方推按，使之复位。

2. 固定方法

复位成功后，在桡骨头颈部放置一块葫芦垫，使其呈弧形并紧
压在桡骨头外侧。一种选择是，使用超肘关节夹板将肘关节固定在
屈曲 90° 的位置，并保持前臂旋前，固定 3 ~ 4 周。另一种选择是使
用石膏托将肘关节固定在屈曲 90° 的位置，前臂保持中立。需要注
意的是，在桡骨头外侧要施加压力进行塑形。3 ~ 4 周后，即可拆除
石膏。

桡尺骨干双骨折

【疾病概述】

桡尺骨干双骨折也称为尺桡骨骨干双骨折，指的是同时发生
在尺骨与桡骨骨干的骨折。主要发生于儿童或青少年，多发生在
前臂中段 1/3 处和下段 1/3 处。

【病因病机】

桡尺骨干双骨折是由直接暴力、传达暴力或扭转暴力所致。

1. 直接暴力

桡尺骨干双骨折通常是重物砸伤、撞击伤或压轧伤等外力因素所致。这种骨折类型多为横断、粉碎骨折或多段骨折，经常伴随严重的软组织损伤，甚至表现为开放性骨折。此外，桡骨与尺骨的骨折线通常在同一平面上。

2. 传达暴力

主要是因为跌倒时手掌着地，暴力沿桡骨纵轴向上传导，导致桡骨中、上段发生横断或锯齿状骨折。残余暴力通过向下斜形的骨间膜纤维牵拉尺骨，造成尺骨斜形骨折。骨折线多不在同一水平面上，尺骨骨折线通常低于桡骨骨折线，骨折端多向掌侧成角，背侧骨膜常是完整的。

3. 扭转暴力

主要是前臂被扭转机器绞伤，或跌倒时手指着地，躯干倾斜，遭受传达暴力的同时，前臂受扭转外力，如前臂极度旋前或旋后扭转，导致两骨螺旋形骨折。骨折线的方向是一致的，多数由内上（尺骨内侧）而斜向外下（桡骨外侧），往往平面不同，尺骨骨折线在上，桡骨骨折线在下。

桡尺骨干双骨折后，会出现重叠、旋转、成角、侧方四种形式的移位。移位的形式和程度与暴力大小、方向、肌肉的牵拉及肢体的重量有关。

【临床表现】

受伤后，局部区域会出现疼痛和肿胀，前臂旋转功能会受到障碍，有移位的完全骨折会导致前臂可能产生缩短、成角或旋转畸形。

对于儿童青枝骨折，畸形只表现在成角方向。

进行检查时，可以发现局部存在压痛感，同时存在纵向叩击痛。

有移位的完全骨折患者，可以听到骨擦音和伴有异常活动。

【诊断鉴别】

X 线片检查包括肘关节和腕关节，能明确骨折类型、移位方向，并确定有无桡尺远侧关节脱位。可疑者可以拍摄健侧进行对比。

根据受伤史、症状、体征及 X 线片检查就能作出诊断。如果骨折后患肢疼痛剧烈、肿胀严重，手指麻木发凉，发绀，被动活动时手指疼痛加重，则要考虑是否有并发前臂骨筋膜间隔综合征。

【正骨疗法】

1. 整复手法

整复应根据患者的受伤机制，结合 X 线片显示的骨折类型、部位及特点，决定整复的次序。中段 1/3 处骨折，如果其中一骨干为横断或锯齿形的稳定性骨折，而另一骨干为不稳定的斜形骨折或粉碎性骨折，应先整复稳定性骨折，以此作为支柱，之后再整复另一骨干的不稳定性骨折。如果桡尺骨干都是不稳定性骨折，对上段 1/3 处骨折，因此段尺骨干较粗，整复相对稳定，可作为支柱，所以先整复尺骨，再整复桡骨。中段 1/3 处骨折，应根据两骨的相对稳定性决定整复桡尺骨的先后次序。如果两骨干骨折的稳定性相近，则通常先整复位置较表浅且易于摸认的尺骨；如果一骨干骨折背向移位，要先整复有背向侧方移位的骨折，之后再整复另一骨干骨折。

2. 固定方法

在助手的帮助下，保持牵引状态，局部敷用药物后，前臂用 4 块夹板进行固定。掌侧和背侧的夹板要比桡侧和尺侧的夹板宽，掌侧夹板的长度从肘横纹到腕横纹，背侧夹板从尺骨鹰嘴到腕关节或掌指关节。桡侧夹板从桡骨头到桡骨茎突，尺侧夹板从肱骨内上髁下达第 5 掌骨基底部。值得注意的是，尺侧夹板需要超过腕关节，以克服因手部重力下垂而导致的尺骨骨折向桡侧成角的杠杆作用。这样的固定方式能有效维持骨折部位的稳定性与对位对线，促进骨折的愈合和康复。

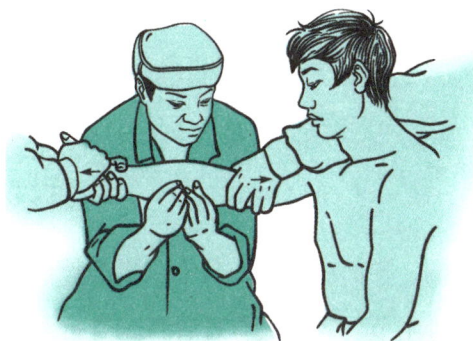

在持续拔伸下施挺托法

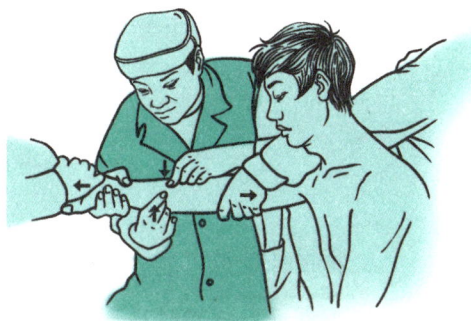

在持续拔伸下施推按法

腕舟骨骨折

【疾病概述】

腕舟骨是近排腕骨中最靠近桡侧的一块，由于其独特的解剖形态和生物力学特点，使其成为各腕骨中骨折发病率最高的一个。腕舟骨骨折经常会因为漏诊或治疗不当，导致延迟愈合或不愈合，主要发生于青壮年群体。

【病因病机】

腕舟骨骨折可能会发生在舟骨远端、腰部或近端，其中以腰部骨折最为常见。远端骨折如果仅涉及舟骨结节，属于关节外骨折，骨折两端都有血运，容易愈合；腰部骨折只有少数伤及近侧骨折块的血运，而近端骨折大概有 1/3 的近侧骨折块血液供应会受影响，导致缺血性坏死。

【临床表现】

伤后腕桡侧肿胀，"鼻烟窝"变浅或消失。

局部疼痛，特别是桡偏活动时明显。检查的时候会出现鼻烟窝处压痛，患者握拳桡倾，沿着第1、2掌骨头纵向叩去，导致疼痛加剧。

【诊断鉴别】

腕正侧位及尺侧斜位 X 线片，能协助诊断并明确骨折类型。特别是尺侧斜位片，能更准确地显示腕舟骨轮廓。腕舟骨骨折如果有明显的临床征象，但 X 线片表现为阴性者，要在 2 ~ 3 周后再摄片对照，此时骨折端的骨质被吸收，骨折容易显露。或做 CT 检查，如果断端有囊肿变化或骨折面有硬化现象，说明是陈旧性腕舟骨骨折，注意与先天性双手舟骨进行区别，先天性双手舟骨 X 线片上两骨块间的界线清晰，整齐光滑，骨结构正常，多为双侧。必要的时候，可以拍摄健侧 X 线片进行对照。

【正骨疗法】

1. 整复手法

（1）无移位骨折：前臂管型用石膏外固定，前臂中立位，腕关节轻度背伸，桡偏20°，拇指对掌位。固定 8 ~ 12 周，一般需要12周或者更长时间。

（2）移位骨折：腕舟骨骨折很少发生移位，一旦发现移位，可以采取闭合手法复位，固定的方法和无移位骨折相同。

2. 固定方法

用塑形夹板或前臂管形石膏固定。固定的体位呈握拳状，腕背伸

30°，稍向尺侧偏斜 10°，拇指对掌位。固定范围上达前臂远端 2/3 处，下达掌横纹，包括拇指的掌骨在内，最好可以包括拇指的掌指关节及其近侧指骨。固定的时间可以根据骨折情况来定，结节部位通常固定 6 周即可愈合，其余骨折 8 ~ 12 周，可以根据骨折愈合情况适当延长固定时间。

掌骨骨折

【疾病概述】

掌骨骨折是常见的手部骨折之一，特别是第 1 掌骨骨折，约占所有掌骨骨折的 25%。主要发生于成年人，儿童比较少见，男性多于女性。掌骨共有 5 块，每块又分为头、颈、干和基底 4 个部分。第 1 掌骨短而粗，第 2、3 掌骨长而细，第 4、5 掌骨短而粗，握拳击物的时候，重力主要落在第 2、3 掌骨上，所以容易发生骨折。掌骨和远侧列腕骨构成腕掌关节，以第 1 掌骨腕掌关节最为重要，是拇指的关键性关节。掌骨和近侧指骨构成掌指关节，是手指的关键性关节。

【病因病机】

直接暴力和间接暴力都会导致掌骨骨折。主要发生在工伤事故中，如撞击、碾压等，会由于跌倒时手着地互相挤压等所致。

【临床表现】

局部疼痛、肿胀，手指功能障碍，有明显的压痛和纵轴叩击痛。掌骨和指骨都能在皮下摸清楚骨折的畸形和移位。

掌骨骨折如果有重叠移位，则该掌骨缩短，能看到掌骨头缩短，握拳的时候会更明显。

第1掌骨基底部骨折或骨折伴脱位，拇指内收、外展、对掌等活动就会受限，握拳无力，同时伴随着疼痛。

掌骨颈和掌骨干骨折，能扪及骨擦感，掌指关节屈伸功能障碍。

指骨骨节如果有明显移位，近节、中节指骨骨折会出现成角畸形。

末节指骨基底部撕脱骨折会出现锤状指畸形，末节指关节很难主动伸直。

【诊断鉴别】

X线检查要拍摄手部正位片和斜位片，侧位片2～5掌骨相互重叠，容易漏诊。第1掌骨骨折或骨折脱位，要拍摄以拇指为中心的正、侧位片，通常正位片拇指和第1掌骨是倾斜的。指骨骨折要单独拍摄手指正、侧位或正、斜位片。

【正骨疗法】

1. 整复方法

（1）掌骨基底部骨折：整复时，术者一手握患腕，拇指置于第1掌骨基底部的突起处，另一手握患侧拇指，将拇指置于掌指关节屈曲位。先向远侧与桡侧牵引，使患指外展。同时置掌骨基底部突起处的拇指由背侧、桡侧，向掌侧、尺侧推挤，以矫正骨折部桡背侧突起成角。

（2）第1掌骨基底部骨折脱位：整复手法同第1掌骨基底部骨折。但注意应使拇指外展，而不要将第1掌骨外展，否则反而加重掌骨内收，则脱位难以整复，并用拇指按压骨折端向尺掌侧，使之复位。

（3）掌骨颈骨折：整复时，术者一手握手掌，手指捏持骨折近段，另一手握患指，在牵引下先屈曲掌指关节至90°位，使掌指关节两侧的侧副韧带紧张，移位的掌骨头受近节指骨基底部的压迫而推向背侧。同时，另一手的拇指由背侧向掌侧推挤骨折近端，骨折即可复位。整复时避免将掌指关节背伸或处于伸直位牵引，这样会以侧副韧带损伤在掌骨头上的止点处为轴，使掌骨头向掌侧旋转，反而加重掌骨头屈曲畸形，更难于整复。

（4）掌骨干骨折：整复时，助手握持腕部，术者一手持患指，另一手施行手法。在牵引下，拇指压迫其手背成角畸形处，矫正其背侧突起成角，然后用食指与拇指从掌侧及背侧夹挤骨折部两侧骨间隙，矫正侧方移位。

2. 固定方法

掌骨基底部骨折整复后，先将小平垫分别放在第 1 掌骨基底部的桡背侧与第 1 掌骨头的掌侧，以免掌骨由于屈指肌的收缩而向掌侧屈曲。用胶布固定好平垫后，再用弓形夹板放在前臂桡侧与第 1 掌骨的桡背侧，使夹板成角部位正对腕关节，用 3 条宽胶布在夹板前臂、腕部、第 1 掌指关节部位环绕固定，保持第 1 掌骨在外展位，拇指屈曲在对掌位下固定。

掌骨颈骨折整复后，用直角竹片或铝片放在手背及近节指骨的背面，用胶布固定好，保持掌指关节于 90° 屈曲位，而后用绷带包扎，固定 3 周。

掌骨干骨折整复后，在骨折部背侧两骨之间各放置一块分骨垫以胶布固定，根据骨折成角方向，将小毡垫放在骨折的背侧或掌侧用胶布固定，最后在掌侧与背侧各放一块夹板，厚 2 ~ 3 毫米，以胶布固定，外加绷带包扎，固定 3 ~ 4 周。

指骨骨折

【疾病概述】

指骨骨折是一种常见的骨干骨折、基底部撕脱骨折、末节指骨末端骨折，可发生在近节、中节和末节，可单发或多发，多见于成年人。

【病因病机】

主要是由传达暴力所致，易引起开放性骨折。按骨折类型，可分成横断、斜形、螺旋、粉碎和波及关节面骨折。

【临床表现】

伤后局部有明显的肿胀疼痛，手指伸屈功能受限。

由于指骨浅居皮下较易扪及骨擦感。

有明显移位时，近节、中节指骨骨折会出现成角畸形，末节指骨基底部背侧撕脱骨折有锤状指畸形。

【诊断鉴别】

X 线片检查能明确骨折部位和类型。

【正骨疗法】

1. 整复手法

近节指骨骨干骨折整复时，术者一手拇指及食指捏住骨折近端，其余四指握住骨折远端，在牵引下屈曲指关节，并用拇指由断端掌侧向背侧挤压骨折部，使成角矫正。如有侧方移位，可在牵引下左右移动，或用牵引骨折远端之手的拇指、食指分别捏住骨折处的内外侧进行捏挤，使其复位。指骨颈骨折整复时，可应用反折手法，先将骨折远端呈 90° 向背侧牵引，迅速屈曲手指，屈曲时应将近端的掌侧顶向背侧，即可复位。

对于中节指骨骨折的整复，术者需要一手拇指和食指捏住骨折近端固定患指，另一手拇指和食指扣住患指末节。先拔伸牵引，然后用该手的拇指和食指捏住骨折处的内外侧进行捏挤，矫正侧方移位。再将拇指和食指改为捏住骨折处的掌背侧进行提按，以矫正掌背侧移位。

末节指骨末端粗隆及骨干骨折整复时，术者可在牵引下，用拇指和食指在骨折处内外和掌背侧进行捏挤，进而矫正侧方移位和掌背侧移位。末节指骨基底部背侧撕脱骨折整复时，将近侧指间关节屈曲成 90°、远侧指间关节过伸，便可使指骨基底部向被撕脱的骨片靠近。

2. 固定方法

在骨折掌侧成角处放一个平垫，用掌背侧夹板进行固定，夹板长度与指骨相当，不超过指间关节。随后，让患者手握绷带卷，掌指关节屈曲 45°，近指间关节屈曲 90°，手指屈向舟骨结节，用胶布固定好，外加绷带包扎。若有侧方移位，可以在内外侧各放一个夹板。3 周后去除外固定。骨折部位如果在屈指浅肌腱止点远侧的中节指骨骨折，固定方法同上，虽然手指在伸直位固定较稳定，但固定时间不能太长，防止造成关节侧副韧带挛缩及关节僵硬。

末节指骨末端或骨干骨折整复后，可用塑形竹片夹板或铝板固定于功能位。如为末节指骨基底部背侧撕脱骨折，则应固定在患指近侧指间关节并屈曲 90°，远侧指间关节过伸位固定 6 周左右。

第二章 ▶ 下肢骨折

股骨颈骨折

【疾病概述】

股骨颈骨折是指股骨头与股骨颈连接处的骨折，通常是由于外伤或骨质疏松导致的。这种骨折在老年人中较为常见，伴随着年龄的增长，骨质疏松和骨强度下降，会使股骨颈变得脆弱易断。股骨颈骨折后，患者可能会出现疼痛、肿胀、活动受限等症状，严重时可能会导致卧床不起。

【病因病机】

股骨颈骨折的病因主要包括外伤和骨质疏松。外伤是指直接或间接的外力作用，如摔跤、车祸等，导致股骨颈骨折。骨质疏松是指骨骼变薄、强度下降，使得骨折的风险增加。骨质疏松症患者骨密度低，骨微结构破坏，导致骨脆性增加，容易发生骨折。此外，一些其他因素也可能增加股骨颈骨折的风险，如髋部骨折史、长期吸烟史、酗酒等。

股骨颈骨折的病机主要是由于外伤或骨质疏松导致的股骨头与股骨颈连接处的断裂。骨折后，局部可能出现疼痛、肿胀、活动受限等症状。由于股骨头与股骨颈的特殊结构，骨折后血液供应受损，可能导致股骨头坏死等并发症。

【临床表现】

（1）疼痛：股骨颈骨折后，患者会感到患侧髋部疼痛，尤其是活动时疼痛加剧。疼痛可能放射到下肢，如大腿、小腿等部位。

（2）肿胀：股骨颈骨折后，由于局部炎症反应和出血，会导致患侧髋部肿胀。肿胀可能逐渐加重，严重时会影响下肢血液循环。

（3）功能障碍：股骨颈骨折后，患者可能会出现髋关节活动受限，如屈曲、伸展、内外旋转等动作受限。此外，患者可能无法行走或站立。

（4）患侧下肢缩短：由于骨折部位移位或股骨头下沉，可能会导致患侧下肢缩短，与健侧相比较短。

（5）其他表现：股骨颈骨折患者可能伴有骨质疏松、高血压、糖尿病等慢性疾病，这些疾病可能会加重患者的症状和体征。

【诊断鉴别】

诊断股骨颈骨折需要进行详细的病史询问和体格检查。一般会询问患者是否有外伤史或骨质疏松症病史，并检查髋部是否有疼痛、肿胀、活动受限等症状。体格检查包括检查髋部的神经和肌肉功能是否正常。

在诊断过程中可能会进行一些辅助检查来进一步确认诊断结果。常见的辅助检查包括 X 线检查、CT 扫描和 MRI 检查。X 线检查可以显示骨折的位置和程度，而 CT 扫描和 MRI 检查可以提供更详细的图像信息，帮助评估骨折的类型和严重程度。

同时，还需要鉴别其他可能导致髋部疼痛的疾病，如关节炎、风湿性疾病等。这些疾病也可能导致髋部疼痛和活动受限，但治疗方法与股骨颈骨折不同。因此，正确的诊断和鉴别诊断对于治疗股骨颈骨折非常重要。

【正骨疗法】

1. 复位手法

（1）牵引复位：对于股骨颈骨折的患者，首先，在进行牵引复位时，要通过外力将患肢拉伸，使骨折部位恢复正常位置。其次，在牵引时需要注意力度和时间，避免对患肢造成损伤。

（2）闭合手法复位：在牵引复位的基础上，采用闭合手法复位。患者平卧于手术台上，术者用两手拇指压住骨折远端外侧，其余手指环抱于骨折近端外侧，给予持续、稳定的反向压挤。这种方法适用于骨折断端无明显移位或仅有小移位的情况。

（3）切开复位：如果闭合手法复位无法成功，可以考虑切开复位。在手术室全身麻醉下，术者通过手术将骨折部位切开，将骨折端复位到正常位置。这种方法的优点是可以直视下复位，效果较好，但手术风险和术后恢复时间也相对较长。

2.固定方法

股骨颈骨折的固定方法有多种，包括夹板固定、石膏固定、外固定支架固定、绷带固定和钢板固定等。

（1）夹板固定：这种方法主要是将夹板放置在骨折部位，以促进骨折愈合和促进血液循环，适用于轻度骨折。

（2）石膏固定：此方法是将石膏粉与未吸水纱布制成的石膏绷带绕于骨折肢体，以达到塑形、固定的目的。如果骨折移位不太明显，可以选择这种方法。

（3）外固定支架固定：这种固定方法多适用于开放性骨折，需要将外固定器放置骨折部位稍远的地方，从而达到固定的作用。

（4）绷带固定：在术者的帮助下，可以用绷带缠绕在骨折的部位进行固定。

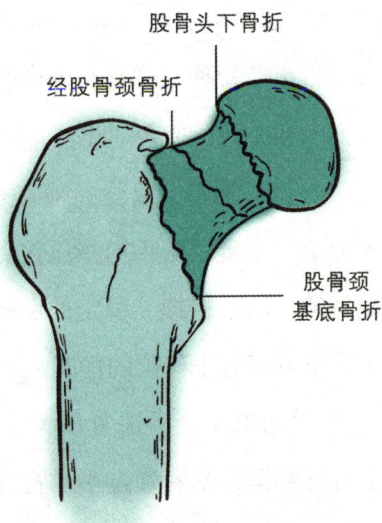

股骨头下骨折

经股骨颈骨折

股骨颈基底骨折

（5）钢板固定：这种方法适用于比较严重的骨折，如移位性骨折或者粉碎性骨折。主要是利用钢板固定在骨折端，等伤口愈合后再将钢板取出。

股骨转子间骨折

【疾病概述】

股骨转子间骨折是指股骨颈基底至小转子水平之间的骨折，是老年人中最常见的骨折之一。随着人口老龄化的加剧，股骨转子间骨折的发病率逐年上升。该疾病的发生与骨质疏松密切相关，由于骨质疏松使得骨骼变脆，轻微的外力即可导致骨折。

【病因病机】

股骨转子间骨折的病因主要包括骨质疏松、外伤、髋关节疾病等。其中，骨质疏松是最主要的病因，由于骨骼质量下降，骨强度减弱，轻微的外力即可导致骨折。外伤是导致股骨转子间骨折的主要原因之一，如跌倒、撞击等，尤其是老年人由于反应速度减慢，平衡能力下降，更容易发生外伤导致骨折。髋关节疾病也是股骨转子间骨折的诱因之一，如髋关节炎、髋臼发育不良等，这些疾病会导致关节稳定性下降，增加骨折的风险。

【临床表现】

（1）疼痛：患者受伤后，会感到患侧髋部疼痛，尤其是活动中加重，休息后可缓解。疼痛可能会影响到患者的行走和活动能力。

（2）肿胀：由于骨折会导致局部出血和炎症反应，患者受伤后会出现局部肿胀。随着时间的推移，肿胀会逐渐加重。

（3）畸形：骨折可能会导致患侧下肢缩短或弯曲形成畸形。

（4）活动受限：由于疼痛和肿胀，患者可能会出现活动受限，如无法站立、行走等。

（5）其他症状：如发热、食欲不振、失眠等，这些症状可能与骨折引起的应激反应有关。

【诊断鉴别】

股骨转子间骨折的诊断主要依据患者的病史、体格检查和影像学检查。患者通常有外伤史或髋关节疾病史，体格检查可发现患肢出现疼痛、肿胀、活动受限等症状。影像学检查是诊断股骨转子间骨折的关键手段，包括 X 线平片、CT 扫描和 MRI 等。X 线平片可以清楚地显示骨折部位及移位情况，CT 扫描可以更准确地判断骨折的移位情况，而 MRI 则可以用于判断软组织损伤的情况。在诊断股骨转子间骨折时，还需要注意与以下疾病进行鉴别。

1. 髋关节脱位

髋关节脱位也是一种常见的髋部损伤，主要表现为髋关节活动障碍、疼痛等症状。但髋关节脱位的特征性表现为关节失去正常对合关系，患肢出现短缩或延长，与股骨转子间骨折的表现有所不同。

2. 髋部肿瘤

髋部肿瘤也可引起髋部疼痛、肿胀等症状，但通常伴有夜间痛、消瘦等全身症状。影像学检查可以发现肿瘤部位及侵犯范围，有助于鉴别诊断。

3. 其他疾病引起的疼痛

如腰椎间盘突出症、坐骨神经痛等，也可能导致髋部疼痛。但这些疾病的疼痛通常伴有腰部疼痛、下肢麻木等症状，与股骨转子间骨折的疼痛表现有所不同。

【正骨疗法】

1. 复位手法

（1）体位：患者取平卧位，患肢外旋外展，以利于复位。

（2）牵引：术者用双手握住患肢，向外牵引以拉开骨折间隙。

（3）旋转：术者用一手拇指推压骨折近端，另一手握持患肢踝部，在牵引下将下肢内收、外旋，纠正内外翻畸形。

（4）复位：术者用双手拇指在骨折部位进行复位，使其达到解剖复位或接近解剖复位。

2. 固定方法

股骨转子间骨折的固定方法包括内固定和外固定两种。

（1）内固定：通过手术将钢板、螺钉等金属植入物放置在骨折部位周围，以固定骨折部位并促进愈合。内固定具有较好的稳定性和固定效果，能够有效地恢复患肢的功能，适用于较为严重的骨折情况。

（2）外固定：通过石膏、夹板等外部装置对骨折部位进行固定。外固定适用于较轻的骨折、年龄较大或身体状况较差的患者。外固定能够避免手术创伤，降低感染风险，但需要定期更换石膏、夹板等装置，同时需要注意患肢的感觉运动情况，及时调整固定装置的位置和松紧度。

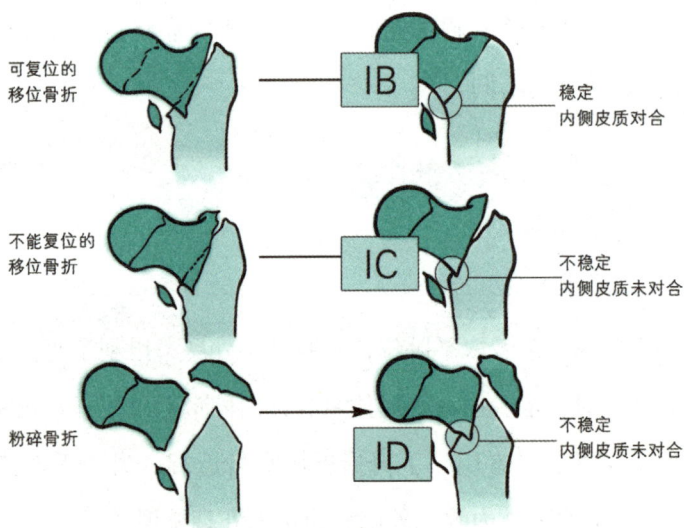

I型：顺转子间骨折

股骨干骨折

【疾病概述】

股骨干骨折是指股骨（大腿骨）骨干部分的骨折。股骨是人体最长的骨骼，承载着大部分体重，因此股骨干骨折通常是由于外伤、事故或疾病等原因导致。股骨干骨折的治疗方法因个体情况而异，包括非手术治疗（如牵引、固定等）和手术治疗（如内固定、关节置换等）。治疗的目标是恢复骨折部位的正常解剖结构，促进骨折愈合，并最大限度地恢复患者的运动功能。

【病因病机】

股骨干骨折的主要病因包括外伤、事故、骨质疏松症等。在外伤中，车祸、摔跤、撞击等意外事件是导致股骨干骨折的主要原因。骨质疏松症是一种骨骼疾病，会导致骨骼变薄、脆弱，容易发生骨折。此外，事故也是导致股骨干骨折的重要原因之一，如交通事故、工伤事故等。

在病机方面，股骨干骨折主要是由于外力作用导致股骨的完整性和连续性受到破坏。由于股骨是人体负重的主要骨骼之一，因此股骨干骨折通常伴随着严重的软组织损伤和出血。骨折发生后，血液供应受到破坏，骨组织的营养和代谢受到影响，容易导致骨折愈合不良或不能愈合。

同时，骨质疏松症等骨骼疾病也与股骨干骨折的发生有关。骨质疏松症患者的骨骼密度降低，骨骼结构变得脆弱，容易发生骨折。此外，长期使用某些药物（如激素药物）也可能导致骨质疏松症的发生，进而增加股骨干骨折的风险。

【临床表现】

（1）疼痛：骨折部位出现剧烈疼痛，尤其是在移动或负重时疼痛加剧。患者可能无法站立或行走，翻身时也可能会感到疼痛。

（2）肿胀：由于局部软组织损伤和出血，骨折部位可能会出现肿胀现象。肿胀可能导致皮肤绷紧，触之有触痛感。

（3）畸形：由于骨折部位的结构发生变化，可能会出现畸形或异常姿势。如骨折可能导致下肢弯曲、外翻等畸形。

（4）活动受限：患者需限制移动或负重，以减轻疼痛和防止进一步损伤。患者可能只能进行轻微的关节活动，或者完全无法进行活动。

（5）神经血管损伤：严重骨折可能导致神经血管损伤，如肢体感觉异常、麻木、肌肉萎缩等。此外，血管损伤可能导致出血过多、休克等严重后果。

【诊断鉴别】

股骨干骨折的诊断主要通过病史、体格检查和影像学检查来确定。病史包括受伤原因、受伤部位和疼痛情况等。体格检查包括检查患者的疼痛部位、肿胀程度、活动受限情况等。影像学检查主要包括X线片和CT扫描等，可以显示骨折部位的具体情况，帮助术者制订合适的治疗方案。

在鉴别诊断方面，需要与以下疾病进行鉴别。

1. 髋关节疾病

髋关节是连接大腿骨与骨盆的关节，髋关节疾病如关节炎、滑囊炎等也可能导致大腿疼痛和活动受限等症状。但这些疾病通常不会影响股骨干的完整性和连续性。

2. 膝关节疾病

膝关节是连接大腿骨与小腿骨的关节，膝关节疾病如关节炎、半月板损伤等也可能导致大腿疼痛和活动受限等症状。但这些疾病通常不会影响股骨干的完整性和连续性。

3. 其他疾病

如肿瘤、风湿性疾病等也可能导致大腿疼痛和活动受限等症状。但这些疾病通常不会影响股骨干的完整性和连续性。术者需要通过病史、体格检查和影像学检查进行综合分析，以明确诊断并制订合适的治疗方案。

【正骨疗法】

1. 复位手法

（1）麻醉：通常采用局部麻醉或神经阻滞麻醉，以确保患者的安全和舒适。

（2）体位：患者取仰卧位，患肢平放于床面，以利于复位。

（3）牵引：术者用双手握住患肢，向外牵引以拉开骨折间隙。

（4）旋转：术者用一手拇指推压骨折近端，另一手握持患肢踝部，在牵引下将下肢内收、外旋，纠正内外翻畸形。

（5）复位：术者用双手拇指在骨折部位进行复位，使其达到解剖复位或接近解剖复位。

2. 固定方法

（1）石膏固定：石膏固定是一种常用的固定方法，适用于稳定性股骨干骨折或骨折移位不明显的患者。石膏固定可以通过包裹骨折部位，提供稳定的支撑和保护，减轻疼痛，防止移位。但石膏固定需要患者长时间保持固定姿势，容易造成肌肉萎缩和关节僵硬。

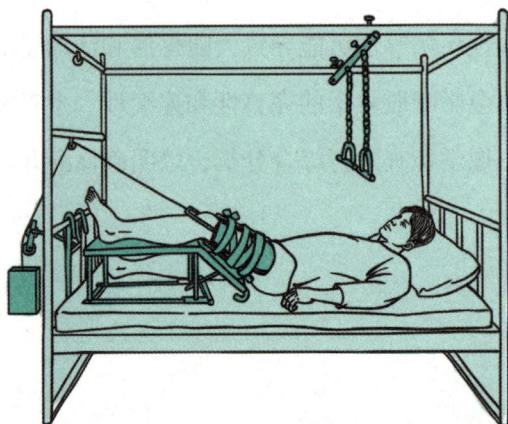

（2）髓内钉固定：髓内钉固定是一种手术治疗方法，适用于不稳定性和多段性的股骨干骨折。髓内钉固定是通过将一根金属钉插入股骨髓腔内，固定骨折部位，提供稳定的支撑和保护，促进骨折愈合。但髓内钉固定需要在手术过程中切开软组织，对骨折部位造成一定的损伤，容易导致感染和其他并发症。

（3）外固定架固定：外固定架固定是一种手术治疗方法，适用于开放性骨折或多发性骨折的患者。外固定架固定是通过在骨折部位两侧的皮肤上安装金属支架，提供稳定的支撑和保护，促进骨折愈合。但外固定架固定需要定期更换敷料和调整支架，容易造成感染和其他并发症。

股骨远端骨折

【疾病概述】

股骨远端骨折是一种常见的骨折类型，主要涉及股骨远端部位的骨折。这个部位是股骨的末端，与膝关节和胫骨相连。由于股骨远端部位具有特殊的解剖结构和功能，因此骨折类型和损伤程度可能因个体差异而异。股骨远端骨折的治疗目标包括恢复骨折部位的解剖结构、促进骨折愈合、减轻疼痛、恢复关节功能，并最大限度地减少并发症的发生。

【病因病机】

股骨远端骨折的主要病因包括外伤、事故、骨质疏松症等。在外伤中，车祸、摔跤、撞击等暴力事件是导致股骨远端骨折的主要原因。骨质疏松症是一种骨骼疾病，导致骨骼变薄、脆弱，容易发生骨折。此外，事故也是导致股骨远端骨折的重要原因之一，如交通事故、工伤事故等。

在病机方面，股骨远端骨折主要是由于外力作用导致股骨远端部位的完整性和连续性受到破坏。由于股骨远端部位的结构特殊，因此在受到外力作用时容易发生骨折。骨折发生后，血液供应受到破坏，骨组织的营养和代谢受到影响，容易导致骨折愈合不良或不愈合。此外，骨质疏松症等骨骼疾病也可能增加骨折的风险。

【临床表现】

（1）疼痛：骨折部位出现剧烈疼痛，尤其是在移动或负重时疼痛加剧。

（2）肿胀：由于局部软组织损伤和出血，骨折部位可能会出现肿胀现象。

（3）畸形：由于骨折部位的结构发生变化，可能会出现畸形或异常姿势。

（4）活动受限：患者需限制移动或负重，以减轻疼痛和防止进一步损伤。

（5）神经血管损伤：严重骨折可能导致神经血管损伤，如肢体感觉异常、麻木、肌肉萎缩等。

【诊断鉴别】

股骨远端骨折的诊断主要通过病史、体格检查和影像学检查来确定。病史包括受伤原因、受伤部位和疼痛情况等。体格检查包括检查患者的疼痛部位、肿胀程度、活动受限情况等。影像学检查主要包括 X 线片和 CT 扫描等，可以显示骨折部位的具体情况，帮助术者制订合适的治疗方案。

在鉴别诊断方面，需要与以下疾病进行鉴别。

1. 膝关节疾病

膝关节是连接大腿骨与小腿骨的关节，膝关节疾病如关节炎、滑囊炎等也可能导致大腿疼痛和活动受限等症状。但这些疾病通常不会影响股骨干的完整性和连续性。

2. 其他疾病

如肿瘤、风湿性疾病等也可能导致大腿疼痛和活动受限等症状。但这些疾病通常不会影响股骨干的完整性和连续性。

【正骨疗法】

1. 复位手法

（1）麻醉：通常采用局部麻醉或神经阻滞麻醉，以确保患者的安全和舒适。

（2）体位：患者取仰卧位，患肢外旋外展，以利于复位。

（3）牵引：术者用双手握住患肢，向外牵引以拉开骨折间隙。

（4）旋转：术者用一手拇指推压骨折近端，另一手握持患肢踝部，在牵引下将下肢内收、外旋，纠正内外翻畸形。

（5）复位：术者用双手拇指在骨折部位进行复位，使其达到解剖复位或接近解剖复位。

2. 固定方法

（1）外固定架：其适用于严重开放性骨折、骨折合并血管损伤、严重骨缺损或伴有危及生命的多发伤等情况。它可以维持骨折部位的稳定性，并有助于骨折愈合。但使用外固定架会限制患者的活动，且存在针道感染、关节感染、复位丢失、延迟愈合等并发症，因此不宜作为最终固定手段。

（2）简单的螺钉固定：其适用于 AO/OTA33.B 型骨折，包括股骨内外髁矢状面部分关节骨折，冠状面部分骨折。大多数骨折需要切开复位内固定以使关节的解剖结构可以得到复位。螺钉的大小、植入的位置和方向，均对股骨远端骨折的预后情况有相应的影响。

（3）角钢板：它是一种早期的内固定物，具有固定牢靠、多平面控制力线的优点。但需要从矢状面、冠状面、横截面三个平面精准植入，对于医疗水平的要求较高，且学习曲线较长。

（4）动力髁螺钉（DCS）和股骨逆行交锁髓内钉（GSH）：这是目前临床应用于固定股骨远端骨折最多的内固定。DCS 适用于股骨远端 A 型骨折，具有创伤小、操作简便等优点；GSH 适用于股骨远端 A、B 型骨折，具有抗旋转、抗压缩等优点。

髌骨骨折

【疾病概述】

髌骨骨折是一种常见的关节内骨折，主要是指髌骨在遭受外力作用后出现完整性或连续性的破坏。髌骨是人体最大的籽骨，位于膝关节前方，是膝关节重要的组成部分。髌骨骨折通常是由于外伤、事故或疾病等原因导致，其中外伤是最常见的原因。

【病因病机】

髌骨骨折的主要病因包括外伤、事故、疾病等。在外伤中，摔跤、撞击、车祸等暴力事件是导致髌骨骨折的主要原因。此外，运动损伤也是一个重要的原因，如滑倒、跳跃等。事故也是导致髌骨骨折的重要原因之一，如交通事故、工伤事故等。疾病也是导致髌骨骨折的原因之一，如骨质疏松症、肿瘤等。

在病机方面，髌骨骨折主要是由于外力作用导致髌骨的完整性和连续性受到破坏。由于髌骨是膝关节的重要组成部分，因此髌骨骨折通常伴随着严重的软组织损伤和出血。骨折发生后，血液供应受到破坏，骨组织的营养和代谢受到影响，容易导致骨折愈合不良或不愈合。此外，骨质疏松症等骨骼疾病也与髌骨骨折的发生有关。骨质疏松症患者的骨骼密度降低，骨骼结构变得脆弱，容易发生骨折。

【临床表现】

（1）疼痛：髌骨骨折后，患者会感到明显的疼痛，特别是膝关节部位。疼痛可能在受伤时立即出现，或是在受伤后的一段时间内逐渐出现。

（2）肿胀：由于骨折后出血和软组织损伤，膝关节可能会出现肿胀现象。肿胀通常在受伤后不久出现，并可能逐渐加重。

（3）畸形：由于髌骨骨折可能导致膝关节的畸形或异常姿势。如骨折可能导致膝关节弯曲或伸展受限，或出现局部凹陷或凸出。

（4）活动受限：由于疼痛和肿胀，患者可能无法正常地活动膝关节，如弯曲或伸展。此外，由于骨折可能导致膝关节不稳定，患者可能无法承受重量或行走。

（5）神经血管损伤：严重的髌骨骨折可能导致神经血管损伤，如腿部感觉异常、麻木、肌肉萎缩等。

【诊断鉴别】

髌骨骨折的诊断主要通过病史、体格检查和影像学检查来确定。病史包括受伤原因、受伤部位和疼痛情况等。体格检查包括检查患者的膝关节疼痛部位、肿胀程度、活动受限情况等。影像学检查主要包括 X 线片和 CT 扫描等，可以显示骨折部位的具体情况，帮助医者制订合适的治疗方案。

在鉴别诊断方面，需要与以下疾病进行鉴别。

1. 其他膝关节疾病

如关节炎、半月板损伤等也可能导致膝关节疼痛和活动受限等症状。但这些疾病通常不会影响髌骨的完整性和连续性。

2. 其他骨骼疾病

如肿瘤、风湿性疾病等也可能导致膝关节疼痛和活动受限等症状。但这些疾病通常不会影响髌骨的完整性和连续性。

【正骨疗法】

1. 复位手法

（1）局部麻醉：在复位前，需要对局部进行麻醉，以减轻患者的疼痛感。

（2）牵引：在麻醉起效后，术者可以用两手拇指及手掌托住患者髌骨，进行牵引分离，以使骨折块复位。

（3）推挤：在牵引的基础上，术者可以用两手拇指向上、向下、向外、向内推挤骨块，以使骨折块达到解剖复位。

2. 固定方法

（1）石膏固定：术者将特制的石膏绷带包裹在患者的腿部周围，然后在一段时间内让骨折部位自行愈合。石膏固定的优点是相对便宜、易于使用，并且可以在家中进行。然而，石膏固定可能会导致皮肤刺激、石膏断裂等问题，并且需要定期更换。

（2）外固定器：这是一种固定骨折部位的金属装置，通常用于严重的骨折或开放性骨折。外固定器通过在皮肤外固定针或骨钉来稳定骨折部位，减少患者疼痛的同时，也可以帮助骨折愈合。然而，外固定器需要专业人员操作，可能会导致感染或其他并发症。

（3）手术内固定：这是一种常用的固定方法，适用于大多数类型的髌骨骨折。手术过程中，术者将使用金属板、螺钉或其他内植物来固定骨折部位。手术内固定的优点是能够提供更稳定的固定，促进骨折愈合，并允许早期活动。然而，手术内固定需要全身麻醉或局部麻醉，有一定的手术风险和术后疼痛。

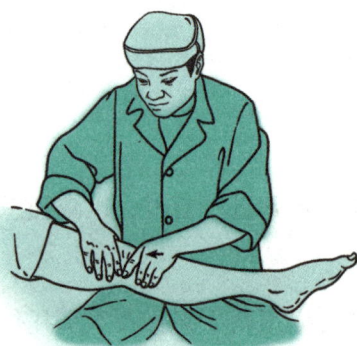

虎口相对归挤

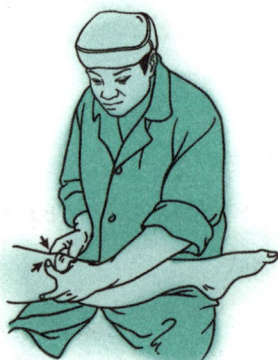

拇、食指相对归挤

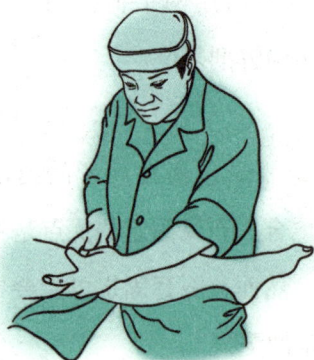

掐按

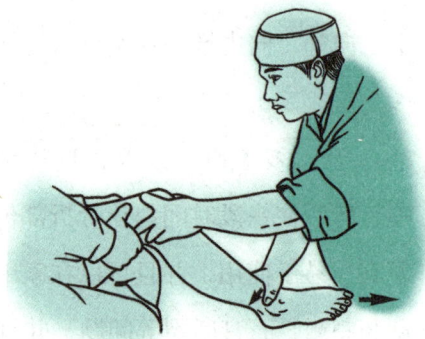

将膝关节稍屈曲，然后伸直

胫骨平台骨折

【疾病概述】

　　胫骨平台骨折是指胫骨关节面上的骨折，通常是由于外伤或事故导致。胫骨平台是膝关节的重要组成部分，是股骨与胫骨之间的接触面，承担着人体的大部分负重。胫骨平台骨折是一种关节内骨折，由于关节面的破坏，通常会影响膝关节的正常功能。这种骨折的治疗目标是恢复关节面的平整，固定骨折块，以恢复膝关节的稳定性和功能。

【病因病机】

　　胫骨平台骨折的主要原因是外伤或事故。如交通事故、摔跤、撞击等暴力事件都可能导致胫骨平台骨折。这些事件通常会导致膝关节受到垂直或侧方的暴力，使胫骨关节面发生破坏。此外，骨质疏松症、骨关节炎等骨骼疾病也可能增加胫骨平台骨折的风险。

　　在病机方面，胫骨平台骨折主要是由于外力作用导致胫骨关节面的完整性和连续性受到破坏。由于胫骨平台是膝关节的重要组成部分，因此胫骨平台骨折常常伴随着严重的软组织损伤和出血。骨折发生后，血液供应受到破坏，骨组织的营养和代谢受到影响，容易导致骨折愈合不良或不愈合。

【临床表现】

（1）疼痛：骨折部位出现剧烈疼痛，尤其是在负重或活动时疼痛加剧。

（2）肿胀：由于局部软组织损伤和出血，骨折部位可能会出现肿胀现象。

（3）畸形：由于骨折部位的结构发生变化，可能会出现畸形或异常姿势。

（4）活动受限：患者需限制负重或活动，以减轻疼痛和防止进一步损伤。

（5）膝关节不稳定：胫骨平台骨折可能导致膝关节不稳定，影响行走和活动。

【诊断鉴别】

胫骨平台骨折的诊断主要通过病史、体格检查和影像学检查来确定。病史包括受伤原因、受伤部位和疼痛情况等。体格检查包括检查患者的疼痛部位、肿胀程度、活动受限情况等。影像学检查主要包括X线片和CT扫描等，可以显示骨折部位的具体情况，帮助制订合适的治疗方案。在鉴别诊断方面，需要与以下疾病进行鉴别。

1.半月板损伤

半月板是膝关节内的软骨组织，损伤后也可能导致疼痛和活动受限等症状。但半月板损伤通常不会影响胫骨平台的完整性。

2. 韧带损伤

韧带是膝关节内的软组织结构，损伤后可能导致膝关节不稳定和疼痛等症状。但韧带损伤通常不会影响胫骨平台的完整性。

【正骨疗法】

1. 手法复位

（1）麻醉：通常采用局部麻醉或神经阻滞麻醉，以确保患者的安全和舒适。

（2）体位：患者取平卧位，受伤的腿放在桌子上，膝关节弯曲约 90°。

（3）牵引：术者用双手握住患肢，向外牵引以拉开骨折间隙。

（4）旋转：术者用一手拇指推压骨折近端，另一手握持患肢踝部，在牵引下将下肢内收、外旋，纠正内外翻畸形。

（5）复位：术者用双手拇指在骨折部位进行复位，使其达到解剖复位或接近解剖复位。

2. 撬拨复位

对于骨折移位明显或关节面塌陷较重的胫骨平台骨折，可以采用撬拨复位。术者通过细长针或克氏针等工具，将骨折块撬起，使其复位到原来的位置。这种方法需要在 X 线片引导下进行，确保复位的准确性和稳定性。

3. 固定方法

（1）石膏固定：这是一种非手术治疗胫骨平台骨折的常用方法。通过在受伤部位进行石膏固定，可以保持骨折的稳定性，减轻疼痛和肿胀，为骨折愈合提供良好的环境。但是，石膏固定需要一定的时间才能拆除，同时也会影响患者的活动和康复。

（2）钢板固定：这是一种手术治疗胫骨平台骨折的方法。通过在骨折部位植入钢板来固定骨折块，可以保持骨折的稳定性和复位效果。钢板固定可以促进骨折愈合，提高愈合率，减少并发症的发生。但是，钢板固定需要手术切开和植入钢板，会对患者造成一定的创伤和风险。

（3）髓内钉固定：这是一种通过插入骨髓腔内的钉子来固定骨折的方法。在胫骨平台骨折的治疗中，髓内钉固定可以用于稳定骨折块和保持关节面的平整。髓内钉固定具有较好的力学性能和抗折弯能力，可以提供可靠的固定效果。但是，髓内钉固定需要手术切开和插入髓内钉，会对患者造成一定的创伤和风险。

胫腓骨干骨折

【疾病概述】

胫腓骨干骨折是指胫骨和腓骨这两根下肢骨骼的骨折。胫骨是人体承重的重要骨骼之一，腓骨则主要起到支撑和保护作用。胫腓骨干骨折是由外伤或事故导致的，如车祸、摔伤、撞击伤等。这种骨折类型通常比较严重，需要及时诊断和治疗，以避免对骨折部位造成永久性的损伤或影响患者的日常生活。

【病因病机】

胫腓骨干骨折的主要病因包括外伤、事故、骨质疏松等。其中，外伤是最常见的原因，如车祸、摔伤、撞击伤等，这些外伤可能导致胫骨和腓骨的骨折。此外，骨质疏松症也可能导致胫腓骨干骨折，因为骨质疏松症患者的骨骼较为脆弱，容易受到损伤。

在病机方面，胫腓骨干骨折通常涉及骨骼的断裂或碎裂，同时可能伴随周围软组织的损伤。由于胫骨是人体承重的重要骨骼之一，因此胫骨骨折可能会导致承重能力的丧失，影响患者的行走和活动能力。此外，由于腓骨主要起到支撑和保护作用，因此腓骨骨折可能会加重胫骨的负担，进一步影响患者的康复。

【临床表现】

（1）疼痛：胫腓骨干骨折后，患者会感到骨折部位剧烈疼痛，尤其是活动或移动时疼痛加剧。

（2）肿胀：由于骨折会导致局部组织出血和炎症反应，患者会出现局部肿胀和瘀血。

（3）畸形：胫腓骨干骨折后，由于骨骼的移位或断裂，患者会出现畸形或缩短现象。

（4）功能障碍：胫腓骨干骨折后，患者会出现功能障碍，如无法行走或活动受限。

（5）神经血管损伤：在某些情况下，胫腓骨干骨折可能会损伤周围的神经或血管，导致感觉异常、麻木、肌肉无力或出血不止等症状。

【诊断鉴别】

诊断胫腓骨干骨折需要进行详细的临床检查和影像学检查。临床检查包括询问病史、体格检查等，以确定骨折的类型和严重程度。影像学检查主要包括 X 线检查和 CT 检查等，可以清晰地显示骨折的类型、位置和移位程度等信息。

在诊断胫腓骨干骨折的同时，还需要注意与其他类似的骨折类型进行鉴别。如膝关节韧带损伤可能会与胫腓骨干骨折混淆，因此需要进行详细的检查和评估。此外，还需要注意患者的全身状况，如是否合并其他部位的外伤或疾病等。

【正骨疗法】

1. 复位手法

（1）纵向牵引：患者平卧，术者将患肢放在牵引床上，用适当的牵引力进行纵向牵引，以纠正骨折的移位和畸形。

（2）旋转复位：术者用双手握住患肢，拇指放在骨折部位，在旋转患肢的同时，用手掌推动骨折块，使其恢复到正常位置。

（3）折顶手法：对于有移位的横断骨折，术者用双手拇指放在骨折断端，用力向下压。同时其余手指将两骨折端向两边推，使骨折断端相互嵌插的角平分线加大，骨折面接触增多，形成纤维连接，再折顶手法矫正残余移位。

2. 固定方法

（1）石膏固定：通过在骨折部位周围涂抹石膏糊，将石膏绷带包缠在骨折部位周围，可以起到良好的固定作用。

（2）夹板固定：通过将特制的夹板放置在骨折部位周围，再用绷带或胶布固定，可以起到良好的固定作用。

（3）手术内固定：通过手术切开骨折部位，将骨折复位后采用金属内固定物（如钢板、螺钉等）进行固定。

踝部骨折

【疾病概述】

踝部骨折是指踝关节部位的骨折，是一种常见的关节内骨折。踝部骨折通常由外伤或事故导致，如摔跤、交通事故、运动损伤等。踝部骨折不仅会影响患者的行走能力，还会引起疼痛、肿胀、瘀血等不适症状，严重时甚至会导致残疾。

【病因病机】

踝部骨折主要是由于外伤或事故导致，如摔跤、交通事故、运动损伤等。在摔跤时，患者通常会因为踩到不平整地面或跳跃等原因导致踝关节受到外力的冲击，从而引起踝部骨折。交通事故和运动损伤等其他原因引起的踝部骨折也是如此。此外，骨质疏松也可能是踝部骨折发生的风险因素之一。

【临床表现】

（1）疼痛：踝部骨折后，患者会感到疼痛，尤其是在行走、跑步或活动时。疼痛可能会持续数天到数周，但通常会在数月内逐渐减轻。

（2）肿胀：踝部骨折会导致局部炎症和肿胀。在最初几天，肿胀可能会加重，但随着治疗的进行和活动的减少，肿胀会逐渐消退。

（3）瘀血：踝部骨折可能会导致局部皮下瘀血，表现为皮肤下的青紫色或紫黑色斑块。通常情况下，瘀血会在数周内逐渐消退。

（4）关节活动受限：踝部骨折可能会导致关节活动受限，尤其是内翻或外翻时。在治疗期间，术者可能会建议限制活动，以避免进一步损伤及促进愈合。

（5）肌肉萎缩：如果踝部骨折导致长时间固定或活动受限，可能会导致小腿肌肉萎缩。这可能会影响踝关节的稳定性和活动范围，需要在康复期间进行锻炼来恢复肌肉力量。

【诊断鉴别】

踝部骨折的诊断主要依据患者的外伤史、临床表现和影像学检查。患者通常会有外伤史，如摔跤、交通事故、运动损伤等，并且踝关节部位会有明显的疼痛、肿胀、瘀血等不适症状。此外，影像学检查也是诊断踝部骨折的重要手段，如 X 线、CT 等检查可以清楚地显示骨折的位置和移位情况。

　　与其他类型的骨折相比，踝部骨折具有一定的特殊性。例如，踝部骨折的类型较为复杂，包括内踝骨折、外踝骨折、后踝骨折等多种类型，每种类型的骨折都有其特定的病因、临床表现和治疗方法。此外，踝部骨折的治疗效果也受到多种因素的影响，如骨折类型、移位程度、患者年龄和身体状况等。因此，对于踝部骨折的治疗需要采取个性化的治疗方案，以最大限度地恢复患者的关节功能和减轻疼痛等不适症状。

【正骨疗法】

1. 复位手法

其一，后踝骨折手法复位及操作。

（1）麻醉：通常采用局部麻醉或神经阻滞麻醉，以确保患者的安全和舒适。

（2）体位：患者取俯卧位，患肢屈膝 90°，以利于复位。

（3）牵引：术者用双手握住患肢，向外牵引以拉开骨折间隙。

（4）旋转：术者用一手拇指推压骨折近端，另一手握持患肢踝部，在牵引下将下肢内收、外旋，纠正内外翻畸形。

（5）复位：术者用双手拇指在骨折部位进行复位，使其达到解剖复位或接近解剖复位。

其二，前踝骨折手法复位及操作。

（1）麻醉：通常采用局部麻醉或神经阻滞麻醉，以确保患者的安全和舒适。

（2）**体位**：患者取平卧位，患肢外旋外展，以利于复位。

（3）**牵引**：术者用双手握住患肢，向外牵引以拉开骨折间隙。

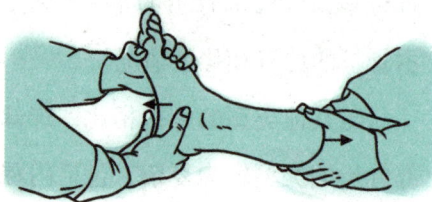
相对拔伸

（4）**旋转**：术者用一手拇指推压骨折近端，另一手握持患肢踝部，在牵引下将下肢内收、外旋，纠正内外翻畸形。

（5）**复位**：术者用双手拇指在骨折部位进行复位，使其达到解剖复位或接近解剖复位。

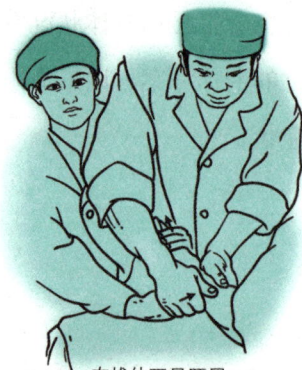
在拔伸下足跖屈

2. **固定方法**

（1）**石膏固定**：这是一种常用的踝部骨折固定方法。复位成功后，术者会根据患肢的形状和大小，制作适合的石膏模型，将其固定在患肢上，以维持骨折部位的稳定。

（2）**小夹板固定**：这是一种较为简便的踝部骨折固定方法。

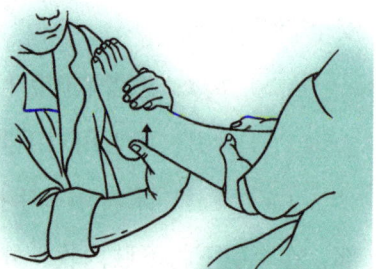
沿踝骨边缘捻转

术者会根据患肢的形状和大小，选择适合的小夹板，将其放置在患肢周围，然后用绑带将其固定。

距骨骨折

【疾病概述】

距骨骨折是指距骨因外伤或事故导致的骨折。距骨是足部的一个重要骨头，它位于踝关节和跗骨之间，主要承受人体的重量和压力。距骨骨折通常是由高能量外伤引起的，如交通事故、工伤事故等。距骨骨折后，患者通常会出现疼痛、肿胀、活动受限等症状，如果治疗不当，还有可能导致关节僵硬和残疾。

【病因病机】

距骨骨折的病因主要包括外伤和事故。其中，交通事故、工伤事故等，高能量外伤是导致距骨骨折的主要原因之一。此外，骨质疏松、骨关节炎等慢性疾病也可能增加距骨骨折的风险。

距骨骨折的病机主要包括暴力作用和骨质疏松。当足部受到外力作用时，如交通事故、工伤事故等，距骨可能会受到暴力撞击，导致骨折。另外，骨质疏松患者的骨质较为脆弱，也容易导致距骨骨折。

（1）疼痛：距骨骨折后，患者会感到患足疼痛，尤其是在行走、跑步或活动时。疼痛可能会持续数天到数周，但通常会在数月内逐渐减轻。

（2）肿胀：距骨骨折会导致局部炎症和肿胀。在最初几天，肿胀可能会加重，但随着治疗的进行和活动的减少，肿胀会逐渐消退。

（3）瘀血：距骨骨折可能会导致局部皮下瘀血，表现为皮肤下出现青紫色或紫黑色斑块。瘀血通常会在数周内逐渐消退。

（4）关节活动受限：距骨骨折可能会导致踝关节活动受限，尤其是内翻或外翻时。在治疗期间，术者可能会建议限制活动，以避免进一步损伤和促进愈合。

（5）行走困难：由于距骨骨折会导致疼痛和肿胀，患者可能会感到行走困难或无法行走。在严重的情况下，可能需要使用拐杖或轮椅来辅助行走。

【诊断鉴别】

诊断距骨骨折需要进行详细的医学检查，包括病史采集、体格检查和影像学检查等。病史采集主要包括询问患者受伤原因、时间和部位等信息。体格检查主要包括观察患者足部是否有肿胀、疼痛、活动受限等症状。影像学检查主要包括 X 线、CT 和 MRI 等检查，可以清晰地显示骨折的部位和程度。

在诊断过程中，还需要注意与其他类似的疾病进行鉴别诊断，如足部扭伤、跖骨骨折等。这些疾病也可能会导致足部疼痛和肿胀等症状，但治疗方法不同，因此需要进行正确的鉴别诊断。

【正骨疗法】

1. 复位手法

其一，后距骨骨折复位手法及操作。

（1）麻醉：通常采用局部麻醉或神经阻滞麻醉，以确保患者的安全和舒适。

（2）体位：患者取俯卧位，患肢屈膝90°，以利于复位。

（3）牵引：术者用双手握住患肢，向外牵引以拉开骨折间隙。

（4）旋转：术者用一手拇指推压骨折近端，另一手握持患肢踝部，在牵引下将下肢内收、外旋，纠正内外翻畸形。

（5）复位：术者用双手拇指在骨折部位进行复位，使其达到解剖复位或接近解剖复位。

其二，前距骨骨折复位手法及操作。

（1）麻醉：通常采用局部麻醉或神经阻滞麻醉，以确保患者的安全和舒适。

（2）体位：患者取平卧位，患肢外旋外展，以利于复位。

（3）牵引：术者用双手握住患肢，向外牵引以拉开骨折间隙。

（4）旋转：术者用一手拇指推压骨折近端，另一手握持患肢踝部，在牵引下将下肢内收、外旋，纠正内外翻畸形。

（5）复位：术者用双手拇指在骨折部位进行复位，使其达到解剖复位或接近解剖复位。

2. 固定方法

石膏固定是最被常用的距骨骨折固定方法。在操作时，术者会根据患者的具体情况制作合适的石膏托，将患肢固定在功能位。

跟骨骨折

【疾病概述】

跟骨骨折是指跟骨及其周围关节部位的骨折，是足部骨折中最为常见的一种类型。跟骨是人体承重的重要骨骼之一，通常会导致足部承重功能受损，给患者的生活和工作带来很大的不便。跟骨骨折的发生率较高，主要与外伤事件有关，如高处坠落、交通事故等。

【病因病机】

跟骨骨折的主要病因是外伤，如高处坠落、交通事故等。当患者从高处坠落时，由于足部先着地，跟骨受到撞击或挤压，导致骨折发生。此外，交通事故中车辆撞击或挤压也容易导致跟骨骨折。跟骨骨折的发生还可能与骨质疏松、骨质增生等骨骼疾病有关。

跟骨骨折的病机主要是骨骼断裂和移位，可以发生在跟骨的任何部位，但最常见的是跟骨后关节面骨折。骨折发生后，后关节面的完整性和稳定性受到破坏，如果治疗不当或不及时，容易导致关节僵硬、畸形愈合等并发症。

【临床表现】

（1）疼痛：患者足跟部疼痛剧烈，尤其是走路或负重时。

（2）肿胀：由于局部软组织损伤和出血，患者足跟部会出现明显肿胀。

（3）瘀血：部分患者足跟部皮肤会出现瘀血、瘀斑等症状。

（4）功能障碍：由于疼痛和肿胀，患者行走和负重功能会受到影响。

（5）畸形：部分患者足跟部会出现畸形，如跟骨后关节面骨折会导致扁平足畸形。

【诊断鉴别】

跟骨骨折的诊断主要依据患者的病史、临床表现和影像学检查。患者通常有外伤史，如高处坠落或交通事故等。临床表现为足跟部疼痛、肿胀、瘀血、功能障碍和畸形等。影像学检查包括 X 线片和 CT 扫描等，可以清晰地显示骨折部位和移位情况。跟骨骨折需要与以下三种疾病进行鉴别诊断：

1. 跖筋膜炎

这是一种常见的足部疾病，主要表现为足底疼痛、肿胀和功能障碍，但通常无外伤史和畸形表现。

2. 踝关节扭伤

踝关节扭伤也会导致足部疼痛、肿胀和功能障碍，但通常发生在踝关节部位，而非跟骨部位。

3. 距骨骨折

距骨是踝关节的一部分，距骨骨折也会导致足部疼痛、肿胀和功能障碍，但通常无跟骨的畸形表现。

4. 其他足部疾病

如足底筋膜炎、足部神经痛等，需要结合病史和临床表现进行鉴别诊断。

【正骨疗法】

1. 复位手法

（1）侧方移位手法复位：患者取平卧位，患肢外旋外展，助手固定患肢小腿，术者双手握患足，使外侧骨块向内侧推挤复位。

（2）端提手法复位：患者取平卧位，患肢伸直，助手固定患肢小腿，术者双手握患足，用力向上端提，使外侧骨块向内侧推挤复位。

（3）牵拉推挤手法复位：患者取平卧位，患肢外旋外展，助手固定患肢小腿，术者双手握患足，用拇指推挤向外侧的骨块，同时用力牵拉患足，使外侧骨块向内侧复位。

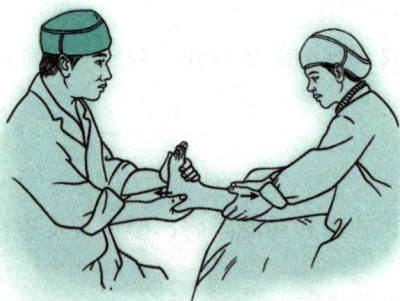

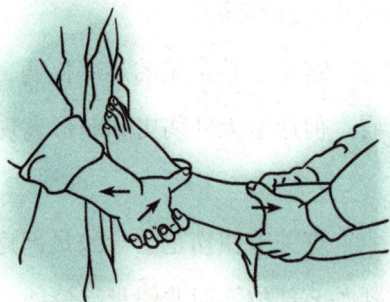

2. 固定方法

石膏固定最为常见。

首先，患者躺在治疗床上，将受伤的脚放在术者的工作台上。

其次，术者将患者的脚抬高，用纱布和绷带将脚和腿部紧紧绑住，以减少肿胀和疼痛。

再次，术者将根据患者的情况制作石膏模型，以固定骨折的跟骨。

最后，术者将石膏模型包裹在患者的脚上，用绷带固定，以保持骨折部位的稳定。

跖骨骨折与趾骨骨折

【疾病概述】

跖骨骨折是指发生在跖骨（即脚掌骨）部位的骨折，而趾骨骨折则是指发生在趾骨（即脚趾骨）部位的骨折。这两种骨折类型通常是由外伤或事故导致的，如摔跤、撞击、运动损伤等。跖骨骨折和趾骨骨折都是一种骨科常见的疾病，对患者的生活和工作造成一定的影响。

【病因病机】

1.跖骨骨折的病因病机

（1）外伤：如摔跤、撞击、压砸等外力作用导致跖骨骨折。

（2）骨质疏松：老年人或有骨质疏松症的患者容易发生跖骨骨折。

（3）长期慢性损伤：如长期站立、行走或过度使用足部，容易导致跖骨疲劳性骨折。

2.趾骨骨折的病因病机

（1）外伤：如踩踏、撞击、压砸等外力作用导致趾骨骨折。

（2）骨质疏松：老年人或有骨质疏松症的患者容易发生趾骨骨折。

（3）过度使用：如长时间行走、跑步或穿高跟鞋等导致趾骨疲劳性骨折。

【临床表现】

1.跖骨骨折的临床表现

（1）疼痛：患者表现为足部疼痛，特别是在行走或受力时疼痛加剧。

（2）肿胀：由于局部软组织损伤，患者足部可出现肿胀。

（3）瘀血：部分患者足部皮肤可出现瘀血、瘀斑。

（4）功能障碍：患者行走受限，不能负重行走。

2.趾骨骨折的临床表现

（1）疼痛：患者表现为脚趾疼痛，特别是在活动或受力时疼痛加剧。

（2）肿胀：由于局部软组织损伤，患者脚趾可出现肿胀。

（3）瘀血：部分患者脚趾皮肤可出现瘀血、瘀斑。

（4）功能障碍：患者脚趾活动受限，行走困难。

【诊断鉴别】

1. 诊断要点

（1）外伤史：患者通常有外伤史，如摔跤、撞击、运动损伤等。

（2）临床表现：患者足部或脚趾疼痛、肿胀、瘀血、功能障碍等表现。

（3）影像学检查：通过 X 线、CT 等影像学检查可以确诊跖骨骨折或趾骨骨折，并了解骨折的类型和移位情况。

2. 鉴别诊断

（1）跖骨疲劳性骨折：长期慢性损伤导致跖骨疲劳性骨折，常表现为足部疼痛、肿胀等症状，但无明显外伤史。影像学检查可见跖骨骨质破坏。

（2）趾骨疲劳性骨折：长时间行走、跑步或穿高跟鞋等导致趾骨疲劳性骨折，常表现为脚趾疼痛、肿胀等症状，但无明显外伤史。影像学检查可见趾骨骨质破坏。

（3）其他疾病导致的足部疼痛：如足底筋膜炎、跟痛症等，需要结合患者的病史、临床表现和影像学检查进行鉴别诊断。

【正骨疗法】

1.复位手法

其一，跖骨骨折复位手法。

（1）**拔伸牵引法**：患者取平卧位，术者用双手握住患肢，由助手固定患肢近端，术者双手握住患肢踝关节上方，沿前臂纵轴方向用力牵引，使骨折分离的骨块逐渐靠拢，以达到复位的目的。

（2）**提按法**：患者取平卧位，术者以单手或双手重叠由远端向近端用力挤压，使骨折分离的骨块互相靠拢，同时可听到骨擦音。

（3）**摇摆法**：患者取平卧位，术者以一手托住患肢腕部，另一手握住踝关节上方，在轻微外力作用下做前后、左右摇摆动作，直至骨折移位的骨块得以纠正。

其二，趾骨骨折复位手法。

（1）**拔伸牵引法**：患者取坐位，术者以双手握住患肢，由助手固定患肢近端，术者双手握住患肢踝关节上方，沿前臂纵轴方向用力牵引，使骨折分离的骨块逐渐靠拢，以达到复位的目的。

（2）**屈伸法**：患者取坐位，术者以一手托住患肢足跟部，另一手握住踝关节上方，先极度屈曲膝关节，同时内收踝关节，矫正趾骨向外侧移位。然后伸直膝关节，同时外翻踝关节，矫正趾骨向内侧移位。

（3）**摇摆法**：患者取坐位，术者以一手托住患肢足跟部，另一手握住踝关节上方，在轻微外力作用下做前后、左右摇摆动作，直至骨折移位的骨块得以纠正。

2. 固定方法

（1）夹板固定法：这是一种常用的固定方法，适用于跖骨和趾骨骨折的早期治疗。具体操作如下：

准备材料：准备好合适的夹板、绷带、棉花等材料。

放置夹板：根据骨折部位的大小和形状，将夹板放置在患肢的外侧或内侧，并用棉花垫好。

固定绷带：用绷带将夹板固定好，注意不要过紧或过松。

定期检查：定期检查夹板的固定情况，及时进行调整。

（2）石膏固定法：其适用于跖骨和趾骨骨折的较长期治疗。具体操作如下：

准备材料：准备好合适的石膏绷带、水等材料。

塑形：将石膏绷带在温水中浸湿，随后根据患肢的形状和大小进行塑形。

固定：将石膏绷带包裹在患肢上，注意要贴合皮肤，不要留有缝隙。

干燥：让石膏绷带在患肢上干燥定型。

定期检查：定期检查石膏固定的情况，及时进行调整。

（3）牵引固定法：其适用于跖骨和趾骨骨折需要牵引治疗的情况。具体操作如下：

准备材料：准备好牵引装置、牵引绳等材料。

安装牵引装置：根据患肢的形状和大小，安装好牵引装置。

牵引：通过牵引装置进行牵引，使骨折部位复位并固定。

固定：用绷带等材料将患肢固定好，以维持牵引状态。

定期检查：定期检查牵引固定的情况，及时进行调整。

第三章 ▶ 躯干骨折

胸骨骨折

【疾病概述】

胸骨骨折是指胸骨完整性或稳定性的中断，通常发生在胸骨体、胸骨柄等部位。胸骨骨折是一种较为严重的损伤，可能会导致呼吸功能不全、心脏损伤等并发症，对患者生命安全产生威胁。

【病因病机】

胸骨骨折的病因主要包括外伤、骨质疏松、长期慢性损伤等。外伤，如车祸、撞击、摔跌等外力作用导致胸骨骨折；骨质疏松，老年人或有骨质疏松症的患者容易发生胸骨骨折；长期慢性损伤，如长期咳嗽、长期姿势不良等可能导致胸骨疲劳性骨折。

【临床表现】

（1）疼痛：患者表现为胸骨部位剧烈疼痛，特别是在呼吸、咳嗽或转动身体时疼痛会加剧。

（2）肿胀：由于局部软组织损伤，患者的胸骨部位会出现肿胀。

（3）瘀血：部分患者皮肤可出现瘀血、瘀斑。

（4）呼吸困难：患者有可能会出现呼吸困难，特别是呼吸时疼痛加剧，使患者更加不愿意深呼吸。

（5）心脏损伤：严重胸骨骨折可能导致心脏损伤，出现心悸、胸闷等症状。

【诊断鉴别】

1. 病史采集

一般会询问患者是否遭受过外伤，如车祸、撞击、摔跤等。这些外伤可能直接或间接地对胸骨施加力量，导致骨折。此外，术者还会询问患者是否患有骨质疏松症或其他骨骼疾病，这些疾病可能会增加胸骨骨折的风险。

2. 体格检查

在检查患者的胸骨部位时，要注意观察是否有疼痛、肿胀、瘀血等情况。特别是在呼吸、咳嗽或转动身体时，患者可能会感到疼痛加剧。此外，术者还会检查患者的呼吸功能，以评估骨折是否对呼吸系统造成影响。

3.影像学检查

影像学检查是诊断胸骨骨折的关键手段。X线检查可以显示胸骨的形态和骨折情况，但可能会受到患者体型、骨折类型和投照角度等因素的影响。CT检查可以更清楚地显示骨折的细节，包括骨折线的走向、骨折片的移位等。此外，若怀疑软组织损伤，如肌肉、肋间神经等，可行MRI检查。

4.鉴别诊断

（1）肋骨骨折：肋骨骨折与胸骨骨折类似，但肋骨骨折通常伴有肋间神经痛，疼痛可向肩部、背部放射。需要结合患者的病史和影像学检查进行鉴别诊断。

（2）胸部肌肉损伤：胸部肌肉损伤可能表现为胸骨部位的疼痛和肿胀，但通常没有骨骼的移位和断裂。需要结合患者的病史和体检进行鉴别诊断。

（3）其他疾病导致的胸骨疼痛：如心绞痛、食管炎等，需要结合患者的病史、临床表现和相关检查进行鉴别诊断。

【正骨疗法】

1.复位手法

（1）牵引法：患者取仰卧位，术者以双手握住患肢手腕部，沿前臂纵轴方向用力牵引，使骨折分离的骨块逐渐靠拢，以达到复位的目的。

（2）旋转法：患者取仰卧位，术者以一手拇指推压骨折近端，另一手握持患肢腕部，在牵引下将患肢内收、外旋，纠正内外翻畸形。

（3）端提法：患者取仰卧位，术者以一手拇指、食指和中指端提固定骨折远端，另一手握持患肢腕部，在牵引下将骨折远端向上端提，以达到复位的目的。

（4）挤压法：患者取仰卧位，术者以双手拇指或掌根挤压骨折两端，向下、向外用力挤压，使骨折复位。

2. 固定方法

（1）胸骨带固定法：一种常用的固定方法，适用于稳定性胸骨骨折或部分不稳定性胸骨骨折。该方法主要通过胸骨带对胸部进行加压固定，限制胸骨的移动，减轻疼痛和肿胀。具体操作：选择适当的胸骨带，根据患者的体型和胸围进行选择。将胸骨带佩戴在胸部周围，可以采用绷带或胶布进行加强固定，调整松紧度，确保加压固定效果。

（2）肋骨固定法：适用于肋骨骨折合并胸骨骨折的患者。该方法主要通过固定肋骨限制胸骨的移动，以减轻疼痛和肿胀。具体操作：选择适当的肋骨固定带，根据患者的体型和胸围进行选择。将肋骨固定带佩戴在胸部周围，可以采用绷带或胶布进行加强固定，调整松紧度，确保加压固定效果。

脊柱骨折

【疾病概述】

脊柱骨折是指脊柱骨结构的完整性受到破坏，通常发生在颈椎、胸椎和腰椎等部位。脊柱骨折是一种较为常见的骨折类型，对患者的生活质量和健康状况会产生较大的影响。

【病因病机】

交通事故、高空坠落、重物砸伤等外力作用导致脊柱骨折。一些老年人或有骨质疏松症的患者容易发生脊柱骨折。长期慢性损伤如长期弯腰、坐姿不正等导致脊柱疲劳性骨折。

另外，肿瘤、结核等病理因素也有可能会导致脊柱骨折。

【临床表现】

（1）疼痛：患者表现为脊柱部位疼痛，特别是在活动或受力时疼痛加剧。

（2）肿胀：由于局部软组织损伤，患者脊柱部位可出现肿胀。

（3）瘀血：部分患者脊柱部位皮肤可出现瘀血、瘀斑。

（4）功能障碍：患者脊柱活动受限，如弯腰、伸展等动作困难。

（5）神经损伤症状：如果脊柱骨折损伤到脊髓和神经根，患者可能会出现感觉障碍、肌力减弱、大小便失禁等神经损伤症状。

【诊断鉴别】

1.病史采集：术者需要详细了解患者的病史，包括外伤史、疼痛部位、疼痛程度、伴随症状等。

2.体格检查：术者需要进行全面的体格检查，包括脊柱部位的触诊、活动度检查等。

3.X 线检查：通过 X 线检查可以了解脊柱骨折的类型、移位情况以及是否有碎骨块压迫脊髓和神经根。

4.CT 检查：CT 检查可以更清晰地显示脊柱骨折的细节，包括碎骨块的位置、脊髓受压情况等。

5.MRI 检查：对怀疑有脊髓和神经根损伤的患者，需要进行 MRI 检查以确定损伤部位和程度。

6.鉴别诊断：需要与以下疾病进行鉴别诊断。

（1）脊柱结核：脊柱结核通常表现为慢性疼痛、脊柱弯曲畸形等，需要与脊柱骨折进行鉴别诊断。通过 X 线检查可以发现骨质破坏和椎间隙狭窄等典型表现。

（2）腰椎间盘突出症：腰椎间盘突出症通常表现为腰痛、坐骨神经痛等症状，需要与腰椎骨折进行鉴别诊断。通过 MRI 检查可以发现椎间盘突出的部位和程度。

（3）**脊柱肿瘤**：脊柱肿瘤通常表现为慢性疼痛、脊柱变形、恶病质等症状，需要与脊柱骨折进行鉴别诊断。通过 X 线检查、CT 检查和 MRI 检查，可以发现肿瘤的位置、大小和与周围组织的关系。

【正骨疗法】

1. 复位手法

其一，颈椎骨折复位手法。

（1）**牵引推拿法**：患者取平卧位，术者以双手握住患者腕部，将患者的肩部抬高；然后双手向下按压患者的手臂，使患者的头颈部得到牵引；最后术者以双手拇指顶住颈椎骨折部位，进行轻柔的推拿按摩，逐渐调整颈椎关节的位置。

（2）**提拉法**：患者取仰卧位，术者以一手托住患者的枕部，另一手托住患者的下颌部，然后轻轻向上提拉患者的头颈部，使颈椎骨折部位得到复位。

其二，胸椎骨折复位手法。

（1）**垫枕法**：患者取仰卧位，术者以软垫垫高患者肩背部，使患者腹部向上凸起，然后术者以双手分别握住患者两侧的髂嵴，以患者的体重为支点，向前下方按压患者的腹部，使胸椎骨折部位得到复位。

（2）**俯卧位牵引法**：患者取俯卧位，术者以双手分别握住患者两侧的髂嵴，然后将患者的上身提起，使胸椎骨折部位得到牵引和复位。

其三，腰椎骨折复位手法。

（1）垫枕法：患者取仰卧位，术者以软垫垫高患者腰背部，使患者腹部向上凸起，然后术者以双手分别握住患者两侧的髂嵴，以患者的体重为支点，向前下方按压患者的腹部，使腰椎骨折部位得到复位。

（2）俯卧位牵引法：患者取俯卧位，术者以双手分别握住患者两侧的髂嵴，然后将患者的上身提起，使腰椎骨折部位得到牵引和复位。

2. 固定方法

其一，颈椎骨折固定方法。

（1）颈托固定：患者取平卧位，术者将特制的颈托固定在患者的颈部，使患者的头部、颈部和肩部得到固定和支撑。

（2）枕颌带牵引：对于颈椎骨折伴有脱位的患者，术者可以使用枕颌带进行牵引，使脱位的颈椎得到复位和固定。

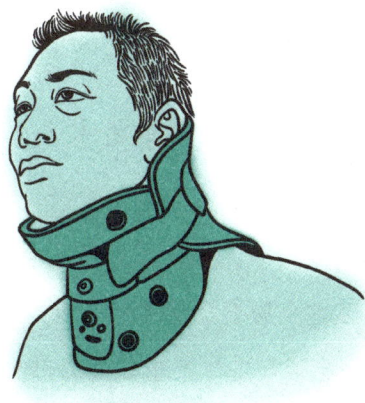

颈托固定

其二，胸椎骨折固定方法。

（1）胸部石膏背心固定：术者将特制的石膏背心敷在患者的胸

部，使患者的胸椎得到固定和支撑。

（2）胸部支架固定：术者可以在患者的背部安装一个支架，使患者的胸椎得到固定和支撑。

其三，腰椎骨折固定方法。

（1）腰围固定：患者取平卧位，术者将特制的腰围固定在患者的腰部，使患者的腰椎得到固定和支撑。

（2）骨盆兜带牵引：对于腰椎骨折伴有骨盆损伤的患者，术者可以使用骨盆兜带进行牵引，使骨折部位得到复位和固定。

肋骨骨折

【疾病概述】

肋骨骨折是指肋骨骨质的连续性中断，通常由外伤导致，如交通事故、撞击、摔跤等。肋骨骨折可发生在局部一段肋骨或多段肋骨骨折，甚至整个胸廓肋骨骨折。肋骨骨折是一种常见的胸部损伤，对患者的生活和工作产生较大的影响。

【病因病机】

外伤，如交通事故、撞击、摔跤等外力作用导致肋骨骨折；老年人或有骨质疏松症的患者，容易发生肋骨骨折；长期慢性损伤，如长期咳嗽、长期重体力劳动等导致肋骨疲劳性骨折；患者存在肿瘤、炎症等病变时，也容易导致肋骨骨折的发生。

【临床表现】

（1）疼痛：患者表现为胸部疼痛，特别是在活动或受力时疼痛加剧。

（2）肿胀：由于局部软组织损伤，患者胸部可能会出现肿胀。

（3）瘀血：部分患者胸部皮肤会出现瘀血、瘀斑。

（4）呼吸困难：肋骨骨折可能导致胸廓稳定性下降，影响呼吸功能，导致呼吸困难。

（5）神经血管损伤：肋骨骨折可能导致神经血管损伤，如气胸、血胸等。

【诊断鉴别】

1.病史采集：了解患者的外伤史、疼痛部位、肿胀情况、瘀血表现等。

2.体格检查：进行全面的体格检查，包括肌肉紧张度、感觉运动功能等。

3.X线检查：进行胸部X线检查，了解骨折的类型和移位情况。

4.CT检查：对于复杂的肋骨骨折，需要进行CT检查，以更准确地了解骨折情况。

5.鉴别诊断：需要与其他疾病导致的胸部疼痛进行鉴别，如肺炎、胸膜炎等。需要根据病史、临床表现和影像学检查结果进行鉴别诊断。

【正骨疗法】

1. 复位手法

（1）直接手法

直接手法是最常用的复位方法之一。具体操作步骤如下：

患者平卧，肌肉放松。

术者站在患者患侧，一手握住患侧肋骨骨折处的肋骨，另一手放在健侧胸壁上。

两手向相反方向用力，使移位的肋骨复位。

重复以上步骤，直到所有肋骨骨折处都得到复位。

（2）牵引手法

牵引手法适用于有移位的单根肋骨骨折。具体操作步骤如下：

患者平卧，肌肉放松。

术者在患侧胸壁放置一个牵引装置，如牵引架或牵引绳索。

通过牵引装置施加适当的牵引力，使移位的肋骨复位。

保持牵引状态，用石膏或夹板等固定材料包裹患肢，以增加稳定性。

（3）呼吸复位法

呼吸复位法利用呼吸运动来复位肋骨骨折。具体操作步骤如下：

患者平卧，肌肉放松。

术者站在患者患侧，将双手放在患侧胸壁上。

让患者深吸一口气，然后憋气，同时术者用手向健侧推压患侧胸壁。

当患者呼气时，术者用双手向患侧拉扯患侧胸壁。

重复以上步骤，直到复位成功。

2.固定方法

（1）肋骨带固定

肋骨带是一种特殊的固定装置，可以提供舒适的固定效果。具体操作步骤如下：

患者平卧，将肋骨带放置在患侧胸部。

将肋骨带两侧的搭扣或纽扣相连接，确保固定牢固。

根据需要调整肋骨带的松紧度，以确保骨折部位的稳定性。

（2）胶布固定

胶布固定是一种简单实用的方法，适用于部分肋骨骨折患者。具体操作步骤如下：

患者平卧，将患侧胸部涂上皮肤保护剂。

将胶布条粘贴在患侧胸部，覆盖骨折部位。

用适当的压力将胶布粘贴牢固，确保骨折部位的稳定性。

脊髓骨折

【疾病概述】

脊髓骨折是指脊柱骨折合并脊髓损伤，主要是由于外伤导致脊柱骨折，进而压迫或损伤脊髓神经，导致不同程度的瘫痪和感觉障碍。脊髓骨折是一种严重的创伤，患者通常需要紧急救治和手术治疗。如果没有进行及时治疗，可能会造成永久性神经功能损害，甚至导致死亡。

【病因病机】

脊髓骨折的主要原因是外伤，如交通事故、跌落、重物砸伤等。这些外伤可能导致脊柱骨折，进而压迫或损伤脊髓神经。老年人或有骨质疏松症的患者中，轻微的外力也可能导致脊柱骨折和脊髓损伤。此外，先天性脊柱发育不良的患者，如脊柱裂、脊柱融合等，也更容易发生脊髓损伤。这些患者的脊柱稳定性较差，容易在外力作用下发生骨折。而长期慢性损伤如长期坐姿不正、长期弯腰工作等，可能导致脊柱退行性病变和骨质增生，进而发生脊髓损伤。

【临床表现】

（1）脊髓损伤：脊髓骨折患者会出现不同程度的脊髓损伤，包括感觉障碍、运动障碍和大小便功能障碍等。根据脊髓损伤的程度，患者可能会出现截瘫、不全瘫或四肢瘫等情况。

（2）脊柱损伤：脊髓骨折通常伴有脊柱损伤，包括椎体压缩性骨折、椎弓根断裂、棘突和横突骨折等。患者可能会出现局部疼痛、脊柱畸形和活动受限等症状。

（3）其他并发症：脊髓骨折患者还可能出现其他并发症，如肺部感染、泌尿系感染、压疮等。这些并发症可能会进一步加重患者的病情。

【诊断鉴别】

1. 病史采集：术者会询问患者的外伤史和疼痛部位，以及是否有感觉和运动障碍等症状。

2. 体格检查：术者会对患者进行全面的体格检查，包括检查脊柱和四肢的活动度和感觉情况以及大小便功能等。

3. X 线和 CT 检查：X 线和 CT 检查可以帮助术者了解脊柱骨折的具体情况，包括骨折的类型和移位情况。

4. MRI 检查：MRI 检查可以更准确地显示脊髓损伤的情况，包括脊髓信号的变化和脊髓受压的程度。

5. 鉴别诊断：需要与其他脊柱疾病进行鉴别诊断，如腰椎间盘突出症、颈椎病等。这些疾病也可能导致脊柱疼痛和神经压迫症状，但治疗方法不同，因此需要进行准确的诊断鉴别。

【正骨疗法】

1. 复位手法

（1）手动复位：这是一种常用的脊髓骨折复位手法。它通过术者的手部力量和技巧来恢复脊柱的正常排列。具体操作步骤如下：

患者平卧，术者在患者身边站立。

术者用双手握住患者骨折部位的上下两端脊柱，将骨折部位轻轻复位。

在复位过程中，术者需要注意患者的呼吸和肌肉紧张情况，以避免过度用力或造成损伤。

重复以上步骤，直到骨折部位恢复到满意的位置。

（2）牵引复位：这是通过牵引装置将骨折部位逐渐牵引复位的方法。具体操作步骤如下：

患者平卧，将牵引装置固定在患者的骨折部位上方。

通过牵引装置逐渐施加牵引力，使骨折部位逐渐复位。

在复位过程中，术者需要注意患者的呼吸和肌肉紧张情况，以避免过度用力或造成损伤。

重复以上步骤，直到骨折部位恢复到满意的位置。

2. 固定方法

（1）牵引固定

牵引固定适用于颈椎骨折或脱位，可以缓解脊髓受压，改善脊髓的血液供应。具体操作步骤如下：

患者平卧，头部和颈部用枕垫垫高，使颈椎处于中立位。

在患侧的肩部和头部放置牵引装置，如牵引架或牵引绳索。

通过牵引装置施加适当的牵引力，使颈椎保持稳定。

用石膏或夹板等固定材料包裹颈部，以增加稳定性。

（2）颈托固定

颈托固定适用于颈椎骨折或脱位，可以提供稳定的固定效果。具体操作步骤如下：

患者平卧，将颈托放置在颈部受伤部位。

通过搭扣或纽扣将颈托固定在患者的头部和肩部。

根据需要调整颈托的松紧度，以确保颈椎的稳定性。

盆骨骨折

【疾病概述】

盆骨骨折是指发生在骨盆环或其附件的骨折，包括骨盆边缘撕脱性骨折、骶髂关节脱位或半脱位、骨盆环单处骨折（包括骶髂关节、耻骨联合、髂骨翼骨折）和骨盆环双处骨折等。骨盆骨折是一种高能量损伤，通常由交通事故、工业损伤、高处坠落等事故导致，发生率较高，对患者的生命和健康造成威胁。

【病因病机】

盆骨骨折的主要原因表现在：外力作用，如交通事故、撞击、摔跤等均可导致盆骨骨折；一些老年人或有骨质疏松症的患者，容易发生盆骨骨折；长期慢性损伤，如长期站立、行走或过度使用盆骨部位，容易导致盆骨疲劳性骨折；骨盆部位存在肿瘤、炎症等病变时，也容易导致骨盆骨折的发生。

【临床表现】

（1）疼痛：患者表现为盆骨部位疼痛，特别是在活动或受力时疼痛加剧。

（2）肿胀：由于局部软组织损伤，患者盆骨部位可出现肿胀。

（3）瘀血：部分患者盆骨部位皮肤可出现瘀血、瘀斑。

（4）功能障碍：患者行走困难，需要依靠轮椅或拐杖等辅助器具行走。

（5）神经血管损伤：骨盆骨折可能导致神经血管损伤，如尿道断裂、直肠损伤等。

【诊断鉴别】

1.病史采集：了解患者的外伤史、疼痛部位、肿胀情况、瘀血表现等。

2.体格检查：进行全面的体格检查，包括肌肉紧张度、感觉运动功能等。

3.X 线检查：进行骨盆 X 线检查，了解骨折的类型和移位情况。

4.CT 检查：对于复杂的骨盆骨折，需要进行 CT 检查以更准确地了解骨折情况。

5.MRI 检查：对于怀疑有神经血管损伤的患者，需要进行 MRI 检查以明确诊断。

6.鉴别诊断：需要与其他疾病导致的盆骨疼痛进行鉴别，如关节炎、风湿性疾病等。需要根据病史、临床表现和影像学检查结果进行鉴别诊断。

【正骨疗法】

1.复位手法

（1）牵引复位法：该方法适用于盆骨骨折移位不明显的患者。具体操作步骤如下：

患者取平卧位，术者站在患者身旁。

术者将双手分别放在患者骨盆两侧，拇指放在骨折的部位。

术者用适当的力度向下牵引患者的骨盆，直到骨折部位复位。

术者在牵引的同时，另一只手用拇指轻轻按压骨折部位，以促进骨折部位的稳定。

（2）手法复位法：该方法适用于盆骨骨折移位较明显的患者。具体操作步骤如下：

患者取平卧位，术者站在患者身旁。

术者将一只手放在骨折部位，另一只手放在对侧的髋关节部位。

术者用适当的力度向下牵引患者的骨盆，同时向对侧髋关节施加压力。

术者在牵引的同时，用双手轻轻按压骨折部位，以促进骨折部位的稳定。

2. 固定方法

（1）牵引固定：这是一种常用的盆骨骨折固定方法。它通过在患肢施加牵引力，使骨折部位保持稳定。具体操作步骤如下：

患者平卧，患肢伸直并抬高。

在患肢近端和远端分别放置牵引装置，如牵引架或牵引绳索。

通过牵引装置施加适当的牵引力，使患肢保持稳定。

用石膏或夹板等固定材料包裹患肢，以增加稳定性。

（2）骨盆兜固定：这是一种特殊的固定装置，可以提供舒适的固定效果。具体操作步骤如下：

患者平卧，将骨盆兜带放置在骨盆骨折部位。

通过搭扣或纽扣将兜带固定在患者的腰腹部。

根据需要调整兜带的松紧度，以确保骨折部位的稳定性。

第四章 ▶ 脱位各论

脱位的病因病机

【疾病概述】

脱位是指关节的正常对合关系发生异常，导致关节失去功能的情况。脱位可以是部分的或完全的，可以由外伤或疾病引起，但通常是由外伤导致的。脱位可以发生在任何关节，但最常见的是肩关节、膝关节和髋关节，可从以下五个方面阐述脱位的病因病机。

1. 关节稳定性与脱位的关系

关节的稳定性是由其解剖结构和运动功能决定的，主要包括静力稳定性和动力稳定性。静力稳定性是指关节周围软组织对其正常对合关系的维持能力，如关节囊、韧带、肌肉等。动力稳定性是指关节周围肌肉的收缩力对关节正常对合关系的维持能力。当关节的稳定性受到破坏时，就可能会导致脱位。

2. 外伤性脱位

外伤性脱位是最常见的脱位原因。外伤可以导致关节囊、韧带、肌肉等软组织的损伤，使关节的正常对合关系发生异常。外伤性脱位可以由直接暴力或间接暴力引起。直接暴力是指直接作用于关节部位的暴力，如打击、挤压、撞击等。间接暴力是指通过关节周围的肌肉收缩而引起的关节脱位，如过度伸展、过度屈曲、过度外展等。

3. 病理性脱位

病理性脱位是指由于疾病引起的关节脱位，通常是由神经系统疾病、骨骼疾病或软组织疾病引起的。神经系统疾病如脊髓损伤、脑瘫等可以导致肌肉收缩力减弱，使关节失去动力稳定性，从而导致脱位；骨骼疾病如骨质疏松症、骨关节炎等可以导致骨质的破坏，使关节的静力稳定性减弱，从而导致脱位；软组织疾病如韧带炎、肌肉炎等可以导致软组织的炎症和损伤，使关节的稳定性减弱，从而导致脱位。

4. 职业性脱位

职业性脱位是指由于职业原因引起的关节脱位。一些职业需要频繁进行某种特定的动作或姿势，如搬运工、建筑工人、体操运动员等，这些动作或姿势可能导致关节的稳定性减弱，从而增加脱位的风险。此外，一些职业需要长时间保持某种姿势，如办公室工作人员、司机等，这些姿势可能导致肌肉疲劳和紧张，从而影响关节的稳定性，增加脱位的风险。

5. 先天性脱位

先天性脱位是指由于先天发育异常引起的关节脱位，通常是由遗传因素或环境因素引起的。遗传因素如基因突变等可以影响关节的正常发育和稳定性。环境因素如母体营养不良、感染、辐射等也可能会影响胎儿的发育和健康，导致先天性脱位的发生。

总之，脱位的病因病机是多方面的，包括外伤性、病理性、职业性和先天性因素。了解脱位的病因病机，有助于预防和治疗脱位。预防措施包括加强关节周围肌肉的锻炼，注意安全，避免过度疲劳等。治疗措施包括手法复位、固定制动、药物治疗等。对于不同类型的脱位，治疗方法也有所不同，需要根据具体情况选择合适的治疗方法。

颞颌关节脱位

【疾病概述】

颞颌关节脱位是一种常见的口腔颌面部疾病，是由于颞颌关节的稳定性和协调性受损，导致下颌骨在运动中出现脱节现象。这种疾病不仅影响患者的口腔功能，还会引发疼痛和肿胀等症状，对患者的生活质量造成一定的影响。

【病因病机】

（1）颞颌关节脱位与患者自身的关节结构有关。如患者的颞颌关节存在发育不良、结构异常或损伤等情况，就容易导致关节的稳定性和协调性受损，从而引发颞颌关节脱位。

（2）外部因素也是导致颞颌关节脱位的重要原因之一。如患者在打哈欠、唱歌、大笑、咀嚼硬物等情况时张口过大，就容易导致颞颌关节的韧带和肌肉失去平衡，从而引发颞颌关节脱位。

（3）在病机方面，颞颌关节脱位主要是由于颞颌关节的韧带和肌肉失去平衡所致。当患者的颞颌关节韧带和肌肉受到损伤或刺激时，就容易出现疼痛和炎症反应，进而导致关节的稳定性和协调性受损。同时，患者的牙齿缺失或排列不齐也可能导致颞颌关节的协调性受损，从而引发颞颌关节脱位。

【临床表现】

（1）疼痛：颞颌关节脱位时，患者通常会感到关节部位疼痛，尤其是在咀嚼、张口和吞咽等动作时疼痛会加剧。疼痛可能会放射到颞部、颊部和头部等部位，影响患者的日常生活。

（2）肿胀：颞颌关节脱位后，周围的软组织会受到损伤，导致局部肿胀。肿胀通常会在受伤后不久出现，并在接下来的几天内逐渐加重。肿胀会影响患者的面部外观，并可能导致局部皮肤的变色和温度升高。

（3）活动受限：颞颌关节脱位会导致患者的颞颌关节活动受限。患者可能会感到关节僵硬、无力或活动不灵活，难以完成咀嚼、张口和吞咽等动作。活动受限可能会影响到患者的日常生活和工作。

（4）肌肉痉挛：颞颌关节脱位还可能导致肌肉痉挛。肌肉痉挛会影响患者的面部肌肉力量和活动范围，进一步加剧颞颌关节的功能障碍。

（5）其他症状：颞颌关节脱位还可能引起其他症状，如局部压痛、叩击痛和牵拉痛等。患者可能会感到关节部位肌肉紧张、僵硬或出现面部活动不灵活等症状。

【诊断鉴别】

为了准确诊断和治疗，需要与骨折进行鉴别诊断。

（1）需要了解颞颌关节脱位和骨折的症状和病因：颞颌关节脱位主要是由于大张口后下颌骨向后滑落所致，表现为下颌骨运动受限、疼痛、肿胀、关节弹响等症状。而骨折通常是由外力打击或其他原因导致骨骼断裂引起，表现为疼痛、肿胀、活动受限等症状。

（2）可以通过触诊和影像学检查进行鉴别诊断：颞颌关节脱位时，可以触摸到关节部位有凹陷感，而骨折时则可能触摸到骨折部位有明显的移位或畸形。X线检查可以清晰地显示骨折部位和骨折线的位置，X线片可显示髁突位于关节结节前上方。

另外，需要注意的是，颞颌关节脱位的治疗方法与骨折的治疗方法不同。颞颌关节脱位通常采用手法复位或手术复位，而骨折则需要根据具体情况采用保守治疗或手术治疗。因此，正确的鉴别诊断对于选择合适的治疗方法至关重要。

【正骨疗法】

对于颞颌关节脱位，可以采用以下四种正骨疗法进行治疗：

1. 复位手法

（1）**前向下错位矫正法**：患者坐姿，术者站在患者背后，并将双手交叉连在一起，置于患者下颌的前端，而双手的鱼际则放在下颌关节处。术者的双手轻柔地向中间和向后同时施压，此时要求患者在不过分疼痛的情况下，缓缓地张开嘴，再缓缓地闭上嘴。重复做7～8次即可。双手的鱼际在下颌处同时做向内挤的动作。至于患者的头部要后仰，在术者作上述动作的同时，患者要做张嘴和闭嘴的动作。

（2）**向上向侧错位矫正法**：术者的矫正手的鱼际放在下颌骨处，稳定手放在颞下颌关节的地方。使患者的头稍微歪向稳定手，矫正手向内、向下推下颌骨。施力要轻柔，不可用猛力。重复做7～8次即可。

（3）**向下向侧借位矫正法**：术者的矫正手的鱼际放在下颌骨处，稳定手放在颞颌关节的地方。使患者的头稍微歪向稳定手，矫正手的食指、中指、无名指及小指抓住患者的下颌角向上拉。此时手掌的根部轻轻地向内推（以向上拉的力量为大）。重复做7～8次即可。

（4）**垂直向上错位矫正法**：术者站在患者右侧，左手放在患者的头顶部，右手放在患者的下颌部。在患者张嘴时，用左手向下压头部，右手向上抬下颌。重复做5～6次即可。

2. 固定方法

复位后，患者应采用固定措施，如使用绷带或头巾等将下颌关节固定在中间位置，以避免再次脱位。固定时间一般为1～2周，具体时间要根据患者情况而定。

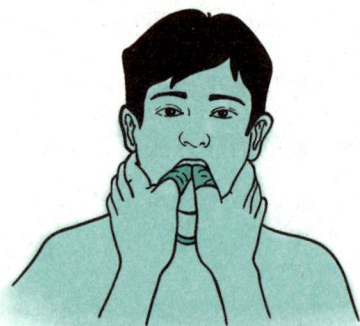

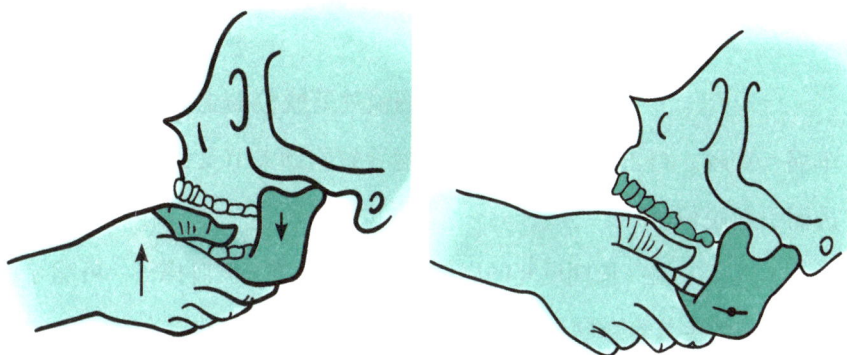

胸锁关节脱位

【疾病概述】

　　胸锁关节脱位是指胸锁关节的关节囊和韧带受损，导致关节不稳定或半脱位。这种损伤通常是由于外力作用或慢性劳损所致。胸锁关节脱位是一种较少见的肩部损伤，其发病率较低，一旦发生，对患者的肩部功能和日常生活都会产生较大的影响。

　　根据脱位程度的不同，胸锁关节脱位可分为全脱位和半脱位两种类型。全脱位是指关节完全脱离原来的位置，半脱位则是指关节部分脱离原来的位置。

【病因病机】

1. **外力作用**：外力作用是导致胸锁关节脱位的主要原因之一，如车祸、摔跤、打击等外部冲击都可能导致胸锁关节受到过大的力量，进而引起脱位。

2. **慢性劳损**：长期反复的肩部活动，如举重、俯卧撑等，可能导致胸锁关节的关节囊和韧带受损，进而引起慢性劳损和胸锁关节脱位。

3. **解剖因素**：胸锁关节的稳定性和其周围韧带及软组织的力量有关。当这些组织受损或发育不良时，容易导致胸锁关节脱位。

【临床表现】

胸锁关节脱位是一种较为少见的肩部损伤，通常是由于外伤或过度使用肩关节引起的。胸锁关节脱位会导致肩部疼痛、肿胀和活动受限等症状。下面将详细介绍胸锁关节脱位的临床表现。

（1）**疼痛**：胸锁关节脱位后，患者会感到肩部疼痛，特别是在关节部位。疼痛的程度因人而异，但通常较为剧烈，尤其是在进行肩部活动时。疼痛可能会放射到颈部、背部或手臂等部位。

（2）**肿胀**：胸锁关节脱位后，由于局部炎症反应和出血，患者会感到肩部肿胀。肿胀的程度也因人而异，但通常会在受伤后的数天内逐渐加重。肿胀可能会导致肩部僵硬和活动受限。

（3）**活动受限**：由于疼痛和肿胀，患者可能会感到肩部活动受限。特别是在外展、内收、上举等动作时，肩部疼痛会加剧，导致患者不敢进行这些活动。活动受限可能导致肌肉萎缩和关节僵硬。

（4）**畸形**：胸锁关节脱位后，由于关节失去正常位置，患者肩部可能会出现畸形。常见的畸形包括锁骨内侧端向上凸出，肩峰明显高于锁骨外侧端以及肩部呈方肩畸形等。

（5）压痛：在胸锁关节部位，患者会感到明显的压痛。压痛的程度也因人而异，但通常较为明显。压痛可能提示关节周围有炎症或损伤。

（6）其他症状：锁关节脱位后，患者还可能出现其他症状，如肌肉萎缩、肌肉力量减弱、肩部僵硬等。这些症状可能与疼痛、肿胀和活动受限有关。

【诊断鉴别】

（1）X线检查：X线检查是诊断胸锁关节脱位的常用方法之一。通过X线检查可以观察到胸锁关节的位置和形态变化，以判断是否出现脱位。

（2）MRI检查：MRI可以清晰地显示胸锁关节周围的软组织损伤情况，对于诊断胸锁关节脱位及其病因具有较高的价值。

（3）体征检查：术者可以通过观察患者的症状和体征来判断是否为胸锁关节脱位。例如，患者是否有肩部疼痛、肿胀、活动受限等症状，以及胸锁关节处是否有畸形等。

另外，胸锁关节脱位还需要与肩锁关节脱位、肱骨头脱位等疾病进行鉴别诊断。这些疾病都有类似的临床表现，但治疗方法略有不同。因此，术者需要根据患者的具体情况进行综合判断。

【正骨疗法】

1. 复位手法

（1）牵引推拿法：患者应采取坐位，术者站在患者身后，一手托住患者的枕部，另一手托住患者的下颌部，然后逐渐用力向上牵引患者的颈部，直至胸锁关节复位。此方法适用于有明显错位的胸锁关节脱位。

（2）端提法：患者采取仰卧位，术者站在患者头顶侧，双手握住患者的锁骨近端，向患者头顶方向提拉，同时向下端压锁骨远端，使胸锁关节复位。此方法适用于半脱位的胸锁关节。

（3）足蹬法：患者采取仰卧位，术者站在患者患侧，双手握住患者的肩部，脚蹬在患者肩部上方，用适当的力度向下按压患者的锁骨远端，使胸锁关节复位。此方法适用于全脱位的胸锁关节。

2. 按摩法

术者使用适当的按摩手法对胸锁关节及其周围进行按摩，以促进局部血液循环和软组织的恢复。此方法适用于各种类型的胸锁关节脱位，可以缓解疼痛和炎症反应。

3. 固定方法

在复位成功后，需要使用固定装置如颈托、绷带等对胸锁关节进行固定，以促进关节的愈合和恢复。一般需要固定 2 ~ 3 周。

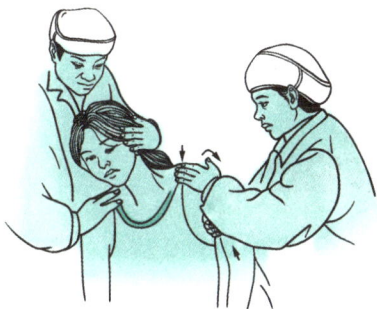

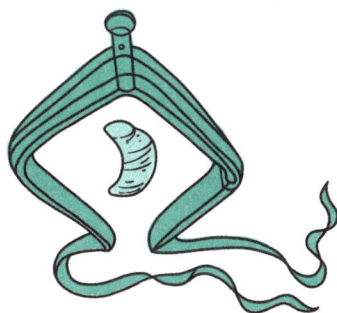

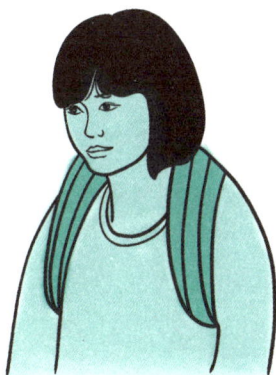

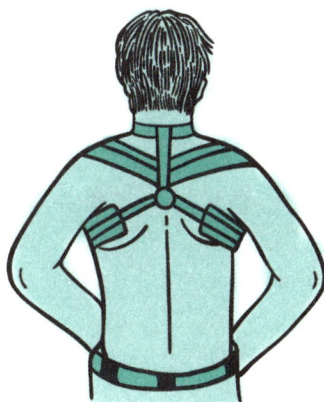

肩锁关节脱位

【疾病概述】

肩锁关节脱位是一种肩部关节疾病，其主要特点是肩锁关节的关节囊和韧带受损，导致关节不稳定和疼痛。肩锁关节是指肩胛骨与锁骨之间的关节，它在维持肩关节稳定性和正常功能方面起着重要作用。肩锁关节脱位在运动损伤和交通事故中较为常见。

【病因病机】

肩锁关节脱位的病因主要是外伤，如摔跤、撞击、运动损伤等。当肩锁关节受到外力作用时，关节囊和韧带受到过度牵拉或撞击，导致关节囊破裂、韧带受损，进而引起关节不稳定和疼痛。此外，肩锁关节脱位还可能与肩胛骨发育不良、韧带松弛、慢性劳损等因素有关。

【临床表现】

肩锁关节脱位的主要临床表现包括以下几个方面。

（1）疼痛：肩锁关节脱位的常见症状是肩部疼痛。患者通常会感到肩关节、肩胛骨和锁骨部位的疼痛，尤其是在活动时疼痛会加剧。疼痛可能会影响到患者的日常生活，如睡觉、工作和社交等。

（2）肿胀：肩锁关节脱位后，周围的软组织会受到损伤，导致局部肿胀和充血。肿胀通常会在受伤后不久出现，并在接下来的几天内逐渐加重。肿胀会影响到患者的肩部活动，并可能导致局部皮肤的变色和温度升高。

（3）活动受限：肩锁关节脱位会导致患者的肩部活动受限。患者可能会感到肩关节僵硬、无力或活动不灵活，难以完成日常生活中的一些动作，如抬臂、旋转肩部或触摸头部等。活动受限可能会影响到患者的日常生活和工作。

（4）肌肉萎缩：如果肩锁关节脱位后未得到及时的治疗，可能会导致局部肌肉萎缩。肌肉萎缩会影响到患者的肩部力量和活动范围，进一步加剧肩部功能的障碍。

（5）其他症状：肩锁关节脱位还可能引起其他症状，如局部压痛、叩击痛和牵拉痛等。患者可能会感到肩部僵硬、肌肉痉挛或出现肩胛骨活动异常等。

【诊断鉴别】

肩锁关节脱位的诊断主要依据患者的病史、临床表现和影像学检查。X线检查可以明确关节脱位的情况，如半脱位或全脱位，同时可以评估是否存在骨折等其他损伤。MRI检查可以进一步了解关节软组织损伤的情况，有助于指导治疗。诊断肩锁关节脱位时需要与以下疾病进行鉴别。

1. 肩周炎

肩周炎是肩部关节的无菌性炎症，主要表现为肩部疼痛和活动受限。与肩锁关节脱位不同的是，肩周炎不会出现明显的外伤史和患处压痛，X 线检查也不会显示关节脱位。

2. 颈椎病

颈椎病是由于颈椎病变压迫神经根所致，可表现为肩部疼痛、活动受限等症状。但颈椎病通常伴有颈部疼痛、僵硬等症状，X 线检查可发现颈椎病变。

【正骨疗法】

肩锁关节脱位通常会让患者感到肩部疼痛、肿胀和活动受限。对此，可以通过手法复位、按摩、针灸等方式来治疗肩锁关节脱位。

1. 复位手法

（1）卧位法：患者平卧，患肩在下，两手放于身体两侧。术者站在患者健侧，以一手轻压患肩，同时用另一手托住患者腕部或肘部，将患臂向上牵引并外展至最大限度，然后迅速内收、屈肘，同时用手固定肩胛盂与肱骨头，可听到复位的响声。

（2）坐位法：患者正坐，术者站在患者背后，以双手分别托住患者两侧肩胛盂，并将两侧肩胛盂向内上牵引，同时按压患者锁骨中段，可将脱位的肩锁关节复位。

2. 按摩治疗

（1）揉捏法：患者侧卧，患肩在上，术者以拇指和其余四指相对，拿揉患肩及上臂肌肉，反复进行 3～5 遍。然后用拇指指端按、压、拨患肩周围的穴位及痛点，最后用掌根或大鱼际在患肩周围进行轻柔的快速摩动。

（2）弹拨法：患者仍取侧卧位，术者以一拇指指端如钩状顶住患肩筋膜和肌肉表面，另一手握持患侧腕部作反向牵引，同时配合肩关节的外展、内收活动，反复进行数次。

（3）提拉运动：患者取坐位或站立位，双手放在胸前，将患肢向上提拉，保持数秒钟后放松，逐渐增加提拉的角度。此动作可增加肩锁关节周围肌肉的力量，提高肩锁关节的稳定性。

🔅 肩关节脱位

【疾病概述】

肩关节脱位是一种常见的关节损伤，各年龄段均可发生，但以年轻人和儿童较为多见。肩关节脱位的主要类型包括前脱位、后脱位和上脱位，其中以前脱位最为常见。前脱位是指肱骨头向前方滑脱，通常由于外伤导致，如跌倒、撞击等。后脱位是指肱骨头向后滑脱，通常由于手臂后伸或向上抬举时受伤导致。上脱位是指肱骨头向上方滑脱，通常由于手臂过度外展或过度内收时受伤导致。

【病因病机】

肩关节脱位的病因主要包括外伤和关节结构异常。外伤是导致肩关节脱位的主要原因，如跌倒、撞击等。关节结构异常也是导致肩关节脱位的一个重要因素，如关节囊松弛、韧带损伤等。此外，肩关节周围的肌肉力量不平衡、骨质疏松症等因素也可能会增加肩关节脱位的风险。

【临床表现】

（1）疼痛：肩关节脱位后，患者会感到肩部剧烈疼痛，特别是肩关节活动时疼痛更加明显。这是由于关节囊、韧带等软组织受损引起的。疼痛可以放射到颈部、上臂和肘部等部位。

（2）肿胀：肩关节脱位后，由于局部软组织受损，会引起局部炎症反应和血液渗出，导致肩部肿胀。肿胀通常在受伤后不久出现，随着时间的推移会逐渐消退。

（3）活动受限：肩关节脱位后，由于疼痛和肿胀等原因，患者的肩关节活动会受到明显限制。如患者可能无法完成梳头、洗脸、叉腰等动作，这种活动受限会给患者的生活和工作带来很大的不便。

（4）畸形：肩关节脱位后，由于关节结构发生变化，患者肩部会出现畸形。常见的畸形包括方肩畸形、喙突畸形和锁骨畸形等，这些畸形可以帮助术者判断患者的伤情。

（5）肌肉萎缩：由于肩关节脱位后肩部疼痛和活动受限，患者可能会出现肌肉萎缩。肌肉萎缩会影响患者的肩关节功能恢复，因此需要进行积极的康复训练。

（6）神经损伤症状：肩关节脱位有时会伴有神经损伤，常见的神经损伤包括臂丛神经损伤和腋神经损伤。这些神经损伤会导致患者出现手臂麻木、肌肉无力等症状。

（7）其他症状：肩关节脱位还可能引起其他症状，如休克、骨折等。休克通常是由于疼痛、出血等原因引起的；骨折则是由于外伤等原因引起的。这些症状需要根据患者的具体情况进行诊断和治疗。

【诊断鉴别】

肩关节脱位的诊断主要依据患者的病史、体格检查和影像学检查。病史是诊断肩关节脱位的重要依据之一，患者通常有外伤史或过度活动的经历。体格检查可以帮助术者判断肩关节的疼痛位置、活动受限程度等。影像学检查是诊断肩关节脱位的"金标准"，包括 X 线检查和 CT 检查等，可以清晰地显示肩关节的结构和损伤情况。

在诊断肩关节脱位的同时，还需要注意与其他类似的肩部疾病进行鉴别。如肩周炎、肩袖损伤等疾病也可能导致肩部疼痛和活动受限等症状，但这些疾病的发病机制和治疗方法与肩关节脱位不同。因此，需要通过详细的病史和体格检查进行鉴别诊断，以确保患者得到正确的治疗。

【正骨疗法】

1.复位手法

（1）足蹬法：患者仰卧，术者立于患侧，以右足尖蹬住患者腋窝，两手握住患者腕部，同时左右摇晃，有时可听到关节复位声。此

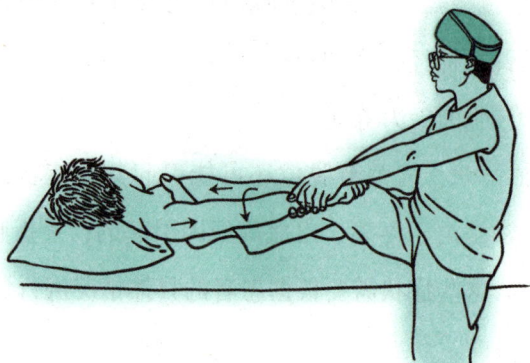

法适用于前脱位。

（2）牵引推拿法：患者仰卧，一助手用布单套住患者腕部与肩上，术者握住患肢腕部略施牵引，使患肢外展外旋，然后屈肘将患肢向健侧迅速牵引，有时可听到关节复位声。此法适用于后脱位。

（3）膝顶复位法：患者端坐方凳上，术者立于患侧，以右膝轻顶患侧腋窝（顶点为患侧腋窝），叮嘱患者将患肢外展、外旋，屈肘内收，即可听到复位声。此法适用于后脱位。

（4）椅背复位法：患者背向术者坐在椅子上，术者立于患者前面，一前臂与患肢呈一直线，搁在椅背上，另一手握其患肢腕部，将患肢向外向后牵引，然后迅速屈肘并内收、内旋患肢，即可听到复位声。此法适用于后脱位。

2. 固定方法

（1）吊带固定：在手法复位后，可以使用吊带或三角巾等将患肢悬吊在胸前，以减轻疼痛和肿胀，促进关节的愈合。

（2）石膏固定：对于一些严重的肩关节脱位，可能需要使用石膏进行固定。石膏可以提供稳定的支撑，减轻疼痛和肿胀，促进关节的愈合。

（3）牵引固定：通过牵引装置将患肢牵引至合适的位置，以保持关节的稳定性和减轻疼痛。牵引固定可以与手法复位或手术复位结合使用。

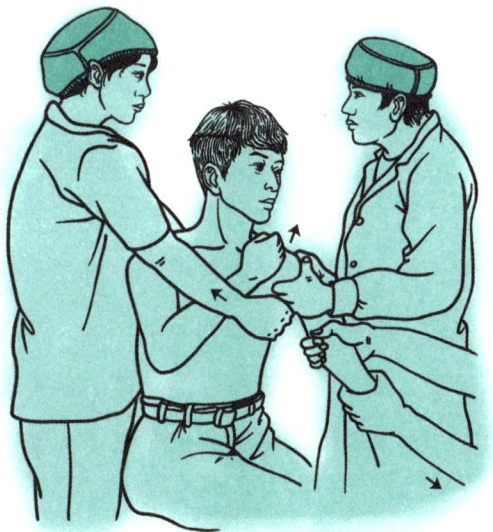

肘关节脱位

【疾病概述】

肘关节脱位是指肘关节的关节面失去正常的对合关系，导致肘关节的功能丧失。肘关节是上肢关节的重要组成部分，它涉及肘部屈曲、伸展、旋转等多方面的运动。肘关节脱位多发生于外伤或外力作用下，如摔跤、撞击、运动等。肘关节脱位在运动损伤中较为常见，尤其是在篮球、摔跤等需要频繁使用肘关节的运动中。

【病因病机】

肘关节脱位通常是由于外力作用所致。如摔跤时手部着地、被击打、投掷运动等。这些外力作用导致肘关节的关节面失去正常的对合关系，进而引发脱位。肘关节周围的肌肉力量不平衡也是导致肘关节脱位的原因之一。如肱二头肌和肱三头肌的肌肉力量不平衡可能导致肘关节的稳定性降低，增加脱位的风险。

【临床表现】

（1）疼痛：肘关节脱位的最常见症状是关节疼痛。患者通常会感到肘关节周围的疼痛，尤其是在关节活动时疼痛会加剧。疼痛可能会影响到患者的日常生活，如吃饭、洗澡、写字等。

（2）肿胀：肘关节脱位后，周围的软组织会受到损伤，导致局部肿胀和充血。肿胀通常会在受伤后不久出现，并在接下来的几天内逐渐加重。肿胀会影响到患者的肘部活动，并可能导致局部皮肤的变色和温度升高。

（3）活动受限：肘关节脱位会导致患者的肘部活动受限。患者可能会感到肘关节僵硬、无力或活动不灵活，难以完成日常生活中的一些动作，如弯曲或伸直手臂等。活动受限可能会影响到患者的日常生活和工作。

（4）肌肉萎缩：如果肘关节脱位后未得到及时的治疗，可能会导致局部肌肉萎缩。肌肉萎缩会影响到患者的肘部力量和活动范围，进一步加剧肘部功能的障碍。

（5）其他症状：肘关节脱位还可能引起其他症状，如局部压痛、叩击痛和牵拉痛等。患者可能会感到肘部肌肉痉挛或出现手臂活动不灵活等症状。

【诊断鉴别】

（1）病史采集：术者会询问患者是否有外伤或外力作用的历史，以及是否有其他症状和体征。

（2）体格检查：术者会对患者进行体格检查，包括观察肘关节的外观、触摸关节部位、测试手臂的屈曲、伸展、旋转等活动范围等。

（3）X线检查：X线检查可以帮助术者了解肘关节是否有骨折或其他骨骼损伤的情况。

另外，还需要与骨折、韧带损伤等疾病进行鉴别诊断。骨折是指骨头的完整性和连续性受到破坏，通常伴随着剧烈的疼痛和肿胀。韧带损伤是指连接骨骼之间的结缔组织受到损伤，通常伴随着疼痛和活动受限。

【正骨疗法】

1. 复位手法

（1）后脱位助手握上臂，术者一手握前臂，在对抗牵引下助手拉上臂向后，术者一手牵前臂屈曲，一手压前臂近端向背侧，以松脱嵌入鹰嘴窝的尺骨鹰嘴，在边牵引边屈肘超过90°时可听到复位的声响，表示复位。

（2）侧脱位，助手将患肘伸直对抗牵引，术者二两手握住脱位侧，以两拇指推挤肱骨远端，余四指将尺桡骨近端拉向相反方向，矫正侧方脱位。

（3）前脱位，尺骨在肘前，常合并尺骨鹰嘴骨折。复位时应使用麻醉，助手握上臂对抗牵引，术者一手握腕部牵引；另一手向前臂近端后下方施加压力，同时逐渐屈肘，使鹰嘴突附复回滑车后侧，表示已复位。

2. 固定方法

肘关节脱位的固定方法主要是使用石膏固定，一般可以使用石膏托进行固定。具体步骤如下：

（1）将肘关节保持屈曲 90°，并使患者保持掌心朝向自己，拇指朝上的姿势。这样可以使患者获得相对牢固的固定。

（2）使用绷带或围巾、三角巾等，将受伤的胳膊悬吊于胸前，并立即进行复位治疗。

（3）在复位成功后，使用石膏或支具等，对患者的肘关节进行固定。

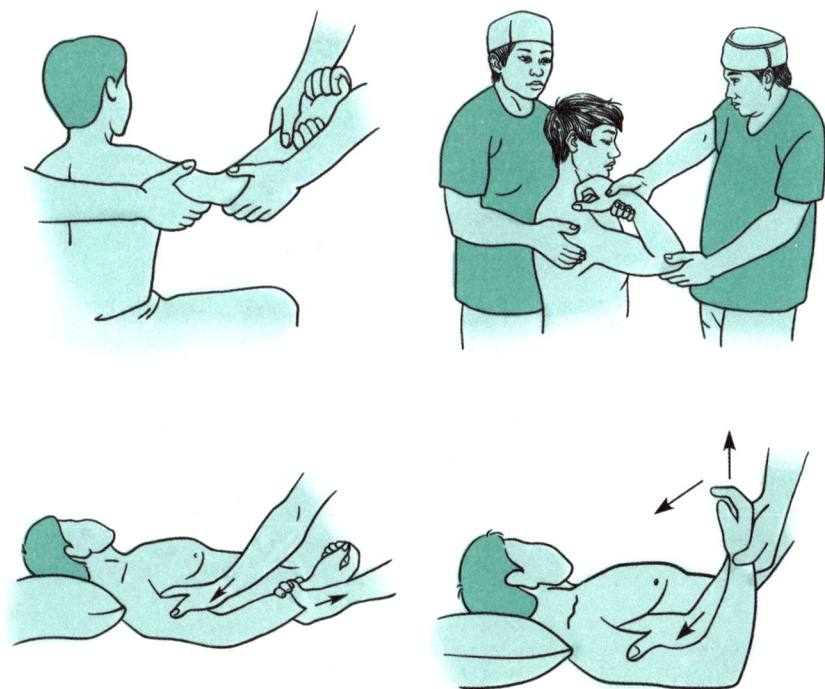

固定时需要注意的是，肘关节需要保持屈曲位置，不能太松，也不能太紧。太紧容易导致局部皮肤受到压迫，形成局部溃烂。如果太松，则起不到固定的效果，损伤的韧带这些软组织就不能得到有效的恢复，以后可能会导致关节不稳定出现脱位，甚至出现创伤性骨性关节炎。在固定之后，还要抬高患肢，避免过度下垂，也不能推拿按摩。可以口服一些消炎镇痛药物对症治疗，如双氯芬酸钠，使用一些活血化瘀的药物，如脉络舒通胶囊以及痹祺胶囊。

桡骨头半脱位

【疾病概述】

桡骨头半脱位是一种常见的儿童骨骼损伤，通常在儿童无意中受伤或受到过度牵拉的情况下发生。这种损伤多见于5岁以下的儿童，尤其是3岁以下的儿童更为常见。桡骨头半脱位的主要特点是桡骨头与肱骨小头之间的正常对合关系部分或完全丧失，导致肘关节活动受限和疼痛。

【病因病机】

桡骨头半脱位的病因主要是由于儿童肘关节韧带和关节囊发育不

完全，加上受到外力牵拉或撞击所致。在发育过程中，儿童的肘关节韧带和关节囊尚未完全成熟，关节稳定性相对较弱，容易受到外力的影响。当儿童的手臂被过度牵拉或受到垂直方向的撞击时，肘关节的稳定性会进一步降低，导致桡骨头半脱位的发生。

【临床表现】

（1）疼痛：桡骨头半脱位的最常见症状是关节疼痛。儿童通常会感到前臂疼痛，尤其是在腕关节和肘关节活动时疼痛会加剧。疼痛可能会影响到儿童的手部活动，如抓握物品、翻转手臂等。

（2）肿胀：桡骨头半脱位后，周围的软组织会受到损伤，导致局部肿胀。肿胀通常会在受伤后不久出现，并在接下来的几天内逐渐加重。肿胀会影响到儿童的肘部活动，并可能导致局部皮肤的变色和温度升高。

（3）活动受限：桡骨头半脱位会导致儿童的前臂活动受限。儿童可能会感到手臂僵硬、无力或活动不灵活，难以完成日常生活中的一些动作，如翻转手臂、弯曲或伸直手腕等。活动受限可能会影响到儿童的日常生活和学习。

（4）其他症状：桡骨头半脱位还可能引起其他症状，如局部压痛、叩击痛和牵拉痛等。儿童可能会感到手臂肌肉痉挛或出现手臂活动不灵活等症状。

桡骨头半脱位的诊断主要依据患儿的病史和临床表现。可以询问患儿的受伤情况，了解受伤的时间、原因和疼痛的性质等。在检查时，观察肘关节的外观是否正常，触摸关节部位是否有疼痛和肿胀等。此外，还要进行 X 线检查和其他影像学检查，以确定桡骨头与肱骨小头之间的对合关系是否正常，以及是否有其他骨骼损伤的存在。

与桡骨头半脱位相鉴别的疾病包括肘关节骨折、关节脱位和其他软组织损伤等。肘关节骨折通常是由于较强的外力所致，表现为关节部位的骨裂或骨折。关节脱位则是指关节失去了正常的对合关系，导致关节功能完全丧失。其他软组织损伤如韧带拉伤、肌肉拉伤等也可能与桡骨头半脱位同时存在。

【正骨疗法】

1. 复位手法

（1）牵拉摇晃法

①术者用一手握住患儿腕部，另一手托住肘部，以拇指压在桡骨头部位。

②先屈肘关节至最大限度，前后摇晃肘关节，动作轻柔，有明显放松感时再过度屈曲肘关节，即可听到复位的响声，屈肘关节至90°左右，肩外展外旋，使桡骨头复位。

（2）屈肘按揉法

①术者用一手拇指按压桡骨头部位，另一手握住患儿腕部做肩外展外旋动作。

②待患儿疼痛缓解后，两手协同用力做屈肘按揉动作，使桡骨头复位。

（3）牵引推拿法

①术者用一手握住患儿腕部，另一手握住肘部，以拇指压在桡骨头部位。

②先屈肘关节至最大限度，然后两手做对抗牵引，再过度屈曲肘关节，即可听到复位的响声，最后做肩外展外旋动作，使桡骨头复位。

2. 功能锻炼

（1）屈伸运动：可以开始进行轻度屈伸运动，逐渐增加运动幅度和强度。

（2）旋转运动：可以进行轻度旋转运动，逐渐增加旋转幅度和速度。但需注意不要过度旋转，以免再次受伤。

髋关节脱位

【疾病概述】

髋关节脱位是指髋关节的关节头脱离了正常的关节窝，导致关节失去了正常的对合关系。髋关节是人体最大的关节之一，主要承担身体的重量和运动时的力量传递。髋关节脱位通常发生在交通事故、运动损伤等意外情况下，如果不及时治疗，可能会留下严重的后遗症。

【病因病机】

髋关节脱位的病因多种多样，主要包括交通事故、运动损伤、摔跤、撞击等外伤。其中，交通事故是髋关节脱位的主要诱因之一，因为交通事故中往往存在高速冲击和剧烈撞击，容易导致髋关节脱位。此外，运动损伤也是髋关节脱位的重要原因之一，因为一些对抗性运动，如篮球、足球等需要频繁跳跃和转身，容易导致髋关节脱位。

髋关节脱位的病机主要是由于外力作用导致关节囊和韧带撕裂，进而引起关节头脱离正常的关节窝。当发生髋关节脱位时，常常伴随着骨折和其他软组织损伤，因此治疗难度较大。

【临床表现】

（1）疼痛：髋关节脱位后，患者会感到髋关节的剧烈疼痛，疼痛可能会放射到大腿和膝盖部位。这种疼痛通常在受伤时立即出现，并可能持续数天甚至更长时间。

（2）肿胀：髋关节脱位后，周围软组织会受到损伤，导致局部肿胀和充血。肿胀通常会在受伤后不久出现，并在接下来的几天内逐渐加重。肿胀会影响患者的行走和活动能力。

（3）活动受限：髋关节脱位会导致患者的髋关节活动受限。患者可能无法弯曲或伸直髋关节，这会影响患者的行走、坐下和站立等日常活动。活动受限可能会持续数周甚至更长时间。

（4）肌肉萎缩：如果髋关节脱位后未得到及时的治疗，可能会导致局部肌肉萎缩。肌肉萎缩会影响患者的髋部力量和活动范围，进一步加剧髋部功能的障碍。

（5）其他症状：髋关节脱位还可能引起其他症状，如局部压痛、叩击痛和牵拉痛等。患者可能会感到髋部肌肉痉挛或出现跛行等症状。

【诊断鉴别】

髋关节脱位的诊断主要依靠 X 线和 CT 等影像学检查，同时需要进行体格检查以确定是否有骨折或其他软组织损伤。

在诊断过程中，需要与股骨颈骨折等疾病进行鉴别。股骨颈骨折也是一种常见的骨科疾病，主要表现为局部疼痛、肿胀等症状。但与髋关节脱位不同的是，股骨颈骨折患者患肢不能自行站立或行走，需要通过外力帮助才能站立。此外，股骨颈骨折患者患肢会出现明显的缩短情况。

【 正骨疗法 】

1. 复位手法

（1）Allis 法

患者仰卧位，操作者站于床上，托抱于患肢膝下，屈髋屈膝90°，朝天花板方向牵引直至复位。操作过程中可让助手或借助于床单将患者固定于床上，适度给予髋关节内、外旋转可有助于复位。

（2）East Baltimore 法

患者仰卧位，操作者与助手分别站于床两边，两人膝稍屈曲，一手置于患者膝下，互相搭在对方肩上，操作者另一只手在患肢踝部施加向下的压力（可由另一名助手操作），两人逐渐站起来以推举患肢。这一手法借助的是两名操作人员的股四头肌和臀肌，向上提供比较强的力量。

（3）Tulsa/Rochester/Whistler 法

该手法实则为 East Baltimore 法的变体。患者仰卧位，双侧屈髋屈膝，操作者手臂置于患者膝下，手掌置于对侧膝盖，以此形成支点，另一手置于患侧踝部施加向下的力量，同时内外旋转髋关节。

（4）屈曲内收法

患者仰卧位，操作者站其对侧，抱其对侧患肢，屈膝至最大内收位置，同时对股骨施加内联牵引，另一操作者一手固定患者骨盆，另一手压迫股骨头。本技术要领能使复位可控，减少患者及操作人员相关损伤。

（5）以足为支点的复位手法

患者仰卧位，操作者坐于患者足端，操作前尽可能屈髋屈膝，以将股骨头置于更靠后的位置。操作者将其一脚的足背置于患者患肢踝前，另一脚的足底抵于患者髋部以触及股骨头。术者抱于患肢膝部向后牵拉，适度给予髋关节内、外旋转可有助于复位。人员有限时可以考虑使用这种方法。不足之处是操作者也有可能会掉下床，腰部可能会受累。此外，如果一脚抵在髋部的位置不当，可能会造成患者坐骨神经损伤。

（6）Howard 法

患者仰卧位，患肢屈髋屈膝 90°，助手抱大腿施加侧方牵引（包

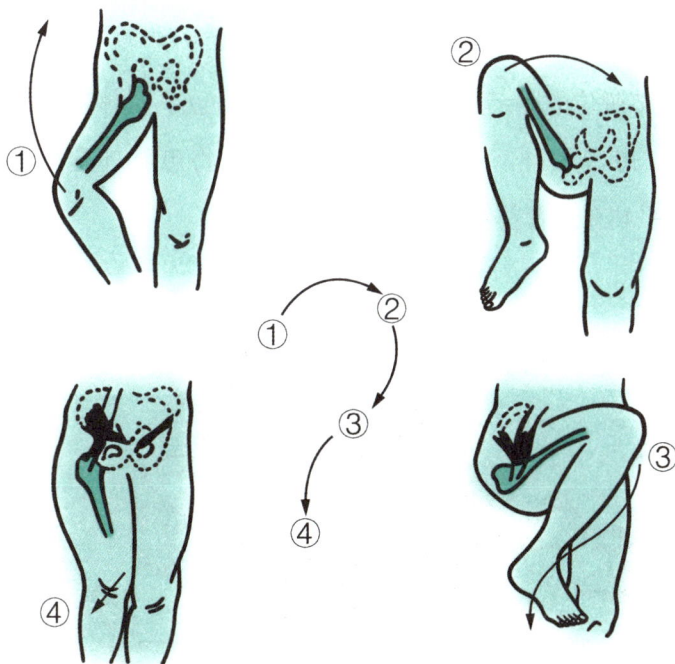

髋关节后脱位回旋复位法

裹床单进行侧方牵引效果更佳），操作者则抱于小腿对股骨施加内联牵引，通常情况下可适度给予内、外旋以帮助复位。

（7）侧方牵引法

患者仰卧位，助手使用床单包裹在大腿中部进行侧方牵引，操作者则握于患肢足踝部进行纵向股骨牵引。通常情况下需适度给予内旋以帮助复位。本方法适用于无法屈髋的患者。

（8）Lefkowitz 法

患者仰卧位，患者患肢架于操作者膝上，操作者一手置于大腿远端膝上，另一手置于患肢足踝施加向下压力，以膝为支点抬髋。可适度给予内、外旋以帮助复位。这种操作对操作者来说不会伤着老腰，也不用站在患者的床上，但可能会损伤到自己的膝部韧带。

2. 固定方法

髋关节脱位的固定方法通常采用牵引复位法，具体步骤如下：

（1）患者平卧，术者站在患者右侧，将患肢外旋20°，屈曲40°，助手站在患者左侧固定健肢。

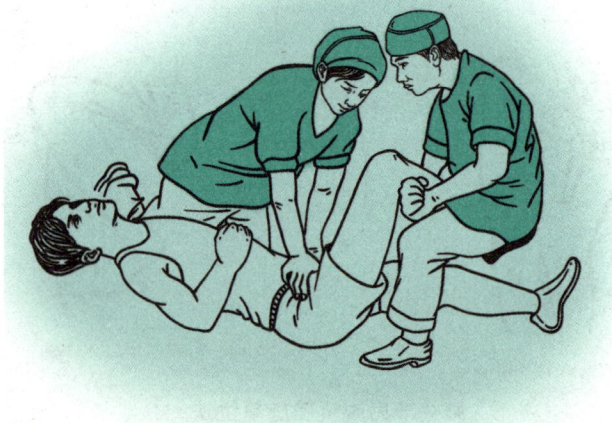

（2）术者用双手按住患者患肢的内外侧，用持续的力量牵引患肢，待肌肉松弛后用手法复位。

（3）复位后用髋"人"字石膏固定患肢于屈曲 10°，外旋 20° 的位置，固定时间一般为 3 ~ 4 周。

需要注意的是，在固定期间要抬高患肢并保持功能位，同时要进行肌肉的收缩锻炼，以防止肌肉萎缩和关节僵硬。此外，在固定期间还需要定期进行 X 线检查，以观察骨折的愈合情况。

膝关节脱位

【疾病概述】

膝关节脱位是指膝关节失去了正常的对合关系，使得关节功能丧失。这种脱位通常会导致剧烈的疼痛、肿胀、活动受限等症状。膝关节脱位的发生率较高，主要发生在年轻人和运动爱好者中。

【病因病机】

膝关节脱位的病因多种多样，主要包括外伤、韧带损伤、骨骼发育不良、关节病变等。其中，外伤是最常见的病因，如车祸、摔伤等。韧带损伤也可能导致膝关节脱位，如前交叉韧带、后交叉韧带等。骨骼发育不良和关节病变也可能增加膝关节脱位的风险。

【临床表现】

（1）疼痛：膝关节脱位后，患者会感到剧烈的疼痛。疼痛通常在受伤时立即出现，并可能持续数天或数周。疼痛的严重程度可能因个体差异而异，但通常会非常明显，影响患者的行走、站立和坐下等日常活动。

（2）肿胀：膝关节脱位后，周围的软组织会受到损伤，导致局部肿胀和充血。肿胀通常会在受伤后不久出现，并在接下来的几天内逐渐加重。肿胀会影响到患者的膝关节活动，并可能导致局部皮肤的变色和温度升高。

（3）活动受限：膝关节脱位会导致患者的膝关节活动受限。患者可能会感到膝关节僵硬、无力或活动不灵活，难以完成日常生活中的一些动作，如弯曲或伸直腿部等。活动受限可能会影响到患者的日常生活和工作。

（4）其他症状：膝关节脱位还可能引起其他症状，如局部压痛、叩击痛和牵拉痛等。患者可能会感到膝关节肌肉痉挛或出现腿部活动不灵活等症状。此外，膝关节脱位还可能合并有其他损伤，如韧带撕裂、半月板损伤等也可能导致相应的症状。

【诊断鉴别】

膝关节脱位的诊断主要依靠术者的检查和影像学检查。术者会进行详细的身体检查，包括触诊、活动度检查等，以确定是否存在膝关节脱位。影像学检查包括 X 线、CT 等，可以清晰地显示关节的损伤情况。

与膝关节脱位相鉴别的疾病包括膝关节骨折、韧带损伤等。骨折是指骨骼完整性的丧失，而韧带损伤则可能导致关节不稳定。这些疾病的治疗方法和预后与膝关节脱位有所不同，因此正确的诊断非常重要。

【正骨疗法】

1. 复位手法

（1）牵引推拿法

①术者用双手握住患者双下肢膝部，以拇指压在髌骨上方，将膝关节向上牵引。

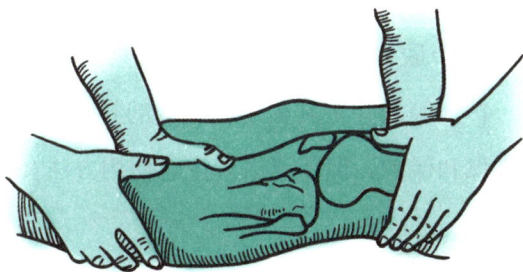

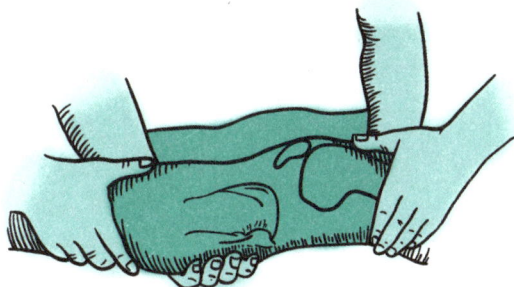

②术者用双手拇指在髌骨周围进行推拿，以缓解肌肉紧张和疼痛。

③在牵引和推拿的基础上，术者用双手协同用力，将髌骨复位。

（2）屈膝按压法

①术者用一手托住患者膝关节后方，另一手按压髌骨上方。

②先缓慢屈曲膝关节，同时按压髌骨上方，以缓解肌肉紧张和疼痛。

③在屈曲膝关节的过程中，术者用双手协同用力，将髌骨复位。

2. 固定方法

（1）石膏固定： 对于较轻的膝关节脱位，采用石膏固定方法。可以根据患者的具体情况，将石膏裁剪成适当的形状和大小，并固定在患者的膝关节上。固定时需要注意石膏的松紧度和位置，以确保固定效果。

（2）支具固定： 支具固定是一种比较方便的固定方法，适用于各种类型的膝关节脱位。可以根据患者的具体情况，选择合适的支具，如护膝、护肘等，并将其固定在患者的膝关节上。支具固定可以提供较好的支撑和保护，但需要患者注意使用方法和注意事项。